Philipp Jung

Zucker-Detox

Zucker-Entgiftung für Anfänger –
Zuckersucht besiegen in 14 Tagen

Für Fragen und Anregungen:
info@vibrantlife.de

2. Auflage 2016
ISBN-13: 978-1517338213

VibrantLife Publishing ist ein Verlag der Vibrant Life UG
Marktplatz 6
92670 Windischeschenbach

Weitere Informationen zum Verlag finden Sie unter
www.vibrantlife.de/publishing

Inhaltsverzeichnis

1 Einleitung

Wie lange liegt der Tag zurück, an dem Du nichts Süßes gegessen hast? Einen Tag, eine Woche, einen Monat? Oder kannst Du Dich vielleicht gar nicht mehr erinnern? Weil der wohlig-süße Geschmack aus Deinem Leben nicht mehr wegzudenken ist?

Der Tag beginnt mit gesüßtem Kaffee und einem Croissant, bis zur Mittagspause hast Du im Büro schon den einen oder anderen Schokoriegel aus Deiner stets gut gefüllten heimlichen Schublade verdrückt? Und abends geht gar nichts ohne Pralinen und Kekse?

Hast Du das Gefühl, ohne Süßes nicht leben zu können? Wirst Du unruhig, wenn Dein Süßigkeitenfach im Küchenschrank immer leerer wird und kommst nicht eher zur Ruhe, bis es wieder aufgefüllt ist? Hast Du aber andererseits längst erkannt, dass es schon lange viel zu viel des Guten ist, nicht nur deshalb, weil der Zeiger der Waage immer weiter nach rechts geht und die Hosen immer mehr kneifen? Hast Du Dir schon oft vorgenommen, weniger Süßes zu essen und bist immer wieder gescheitert?

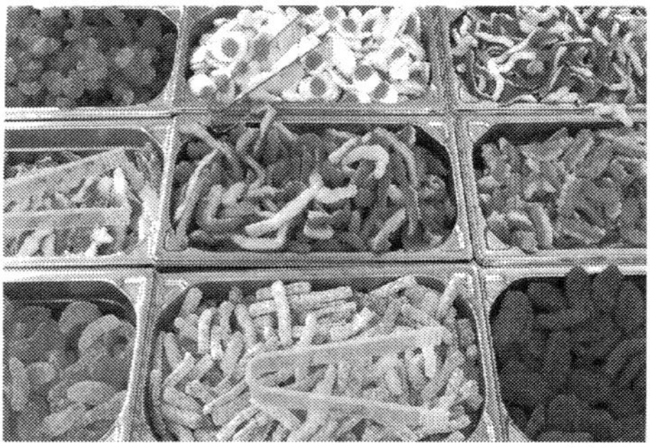

Erkennst Du Dich wieder? Du bist nicht allein. Zucker ist eine Droge, nicht anders als Alkohol oder Nikotin. Und wie von allen Drogen kann man auch von Zucker abhängig werden. Zuckersucht ist weiter verbreitet, als Du glaubst. Wir konsumieren viel zu viel Zucker und haben schon lange das richtige Maß verloren. Es ist längst kein Geheimnis mehr, dass weniger das so lange verpönte Fett für Übergewicht verantwortlich ist, sondern vielmehr der Zucker.

Sag endlich dem Zuckerteufel den Kampf an! Deine Gesundheit, Deine Figur, Deine Zähne werden es Dir danken. Dieses Buch zeigt Dir, wie es geht!

2

Wie die Menschheit dem Zucker verfiel

Seit etwa 10.000 Jahren kennen Menschen den süßen Geschmack des Saftes der Zuckerrohrpflanze, und man sagte ihm anfangs mystische Kräfte nach, er wurde als Medizin verabreicht und galt als Zeichen von Reichtum und Wohlstand.

Es waren Stammesleute aus Neuguinea, die vor fast 10.000 Jahren als erste in den Bann des zauberhaften Geschmackes gerieten, den das Kauen einer Zuckerrohrstange auslöste. Sie begannen, diese Pflanzen zu züchten, und Zuckerrohr wurde ein wichtiger Bestandteil ihrer uralten Mythen und ihrer religiösen Zeremonien. Die Kunde dieser wundersamen Pflanze verbreitete sich von Insel zu Insel.

Bald darauf wurde das Zuckerrohr auch in Indien bekannt. Dort wurde die Pflanze zu dem verfeinert, was wir heute als Zucker kennen. Die Verarbeitung von Zuckerrohr zu Zucker blieb lange ein gut gehütetes Geheimnis, das nur von Meister zu Schüler weitergegeben wurde, allen anderen aber verschlossen blieb. Schließlich erreichte das Zuckerrohr Persien, wo um das Jahr 600 herum eine Methode der Zuckergewinnung entwickelt wurde, die sich bis heute erhalten hat. Die Perser erhitzten den Saft des Zuckerrohrs und gaben ihn in einen Kegel, der in der Spitze eine Öffnung hatte. Der nicht zuckerhaltige Sirup lief durch diese Öffnung ab, und im Kegel blieb der auskristallisierte Zucker zurück. Dann brauchte man den Kegel nur noch zu drehen, damit der Zuckerhut herausfiel.

Bald begann die Zeit der Eroberungen der Araber, mit denen sich das Zuckerrohr weiter Richtung Westen ausbreitete. Im 11. Jahrhundert kamen dann die Kreuzritter aus dem Nahen Osten zurück. Und auch sie hatten Zucker im Gepäck. Damit wurde das weiße Pulver endgültig in unseren Breiten bekannt. Hier erfreute es sich in Fürsten- und Königshäusern bald sehr großer Beliebtheit.

Zucker galt als Luxusgut, das mit Gold aufgewogen wurde. In Europa konnte es nicht angebaut werden, deshalb kauften die Adligen Europas ihn den arabischen Kalifen ab. Man begann, immer mehr Zucker zu produzieren. Die Arbeit war körperlich sehr schwer, so dass sie größtenteils von Sklaven und Kriegsgefangenen erledigt wurde.

Mit den Entdeckungsreisen eroberte der Zucker schnell auch die Neue Welt. Kolumbus brachte das Zuckerrohr in die Karibik, wo die Bedingungen für dessen Anbau perfekt waren. Das Geschäft mit dem "süßen Gold" lief an. Anfang des 16. Jahrhunderts kamen die ersten Sklaven nach Mittelamerika, um dort auf den Zuckerrohrplantagen zu arbeiten.

Im 17. Jahrhundert entwickelte sich der berüchtigte Dreieckshandel unter Beteiligung von vor allem Spanien, Portugal und England. Aus Lateinamerika wurde hauptsächlich Zucker und Tabak nach Europa gebracht. Dort wurden diese Waren dann entladen und mit großem Gewinn verkauft. Weiter fuhren die gleichen Schiffe – beladen mit Waren für Afrika. Dies waren in erster Linie Baumwollstoffe, Branntwein und Waffen. An der Küste Afrikas wurden diese entladen und schließlich neu „beladen" mit Sklaven wieder nach Amerika geschickt. Viele dieser Sklaven überlebten schon die strapaziöse Überfahrt nicht. Die Überlebenden wurden schließlich mit Gewinn an die Besitzer der Plantagen verkauft. Dies war ein Handel unter optimaler Ausnutzung der Transportwege und mit großem Gewinn.

Perfekt für alle Beteiligten – außer für die Sklaven natürlich. Diese mussten unter unmenschlichen Bedingungen bis zu 18 Stunden täglich arbeiten. Die Versorgung war schlecht, und die meisten Sklaven erwartete kein langes Leben in der Neuen Welt. Ihren Besitzern war das egal. Es war billiger, immer wieder neue Sklaven zu kaufen, als diese gut zu versorgen. Die Zuckerkonsumenten in Europa wussten von alldem aber nichts. Durch das steigende Angebot wurde der Zucker immer günstiger. Bald hatte er den Honig – das bis dahin übliche Süßungsmittel - aus der Küche verdrängt. Zu jener Zeit kamen auch Kakao, Tee und Kaffee in Mode – Getränke, die auch aus Mittelamerika stammten und Zucker zum Süßen brauchten. Ebenso durch ständig neue kulinarische Erfindungen wie Marzipan, Pralinen, Speiseeis oder Limonade entwickelte sich die Zuckerproduktion immer weiter und brachte immer mehr Gewinn.

Mitte des 18. Jahrhunderts gab es dann aber wieder etwas Neues in der Zuckergeschichte. Man entdeckte nämlich, dass es eine Rübe gibt, die auch Zucker enthält. Dies war die Runkelrübe, aus der dann die Zuckerrübe gezüchtet wurde. Damit begann der Zuckeranbau auch in Europa. Trotzdem wurde dort nach wie vor in erster Linie der aus Zuckerrohr gewonnene Zucker konsumiert. Als Napoleon Anfang des 19. Jahrhunderts die englischen Handelswege blockieren ließ, änderte sich dies jedoch. Es entstanden immer mehr Zuckerrübenfabriken, und diese Rüben wurden nun in großem Stil angebaut. Die europäische Zuckerindustrie war geboren. Trotz der Entdeckung der Zuckerrübe wird der Zuckerbedarf Europas nach wie vor in erster Linie durch das Zuckerrohr gedeckt.

Viel Zeit ist vergangen seit den Stammesleuten in Neuguinea, die sich auf die Suche nach dem Zuckerrohr auf ihren Inseln gemacht hatten. Zucker ist von einem Luxusgut zur Massenware geworden, das billig und jederzeit verfügbar ist. Im Laufe der Jahrhunderte wurden wir zu Zuckerjunkies. Heutzutage verzehren wir viel zu viel Zucker. Langfristig macht er uns krank, und dass er uns dick macht, hat sich ja längst herumgesprochen. Höchste Zeit, uns aus den Klauen des weißen Gifts zu befreien.

3

Was ist Zucker und worin ist Zucker enthalten?

Der Einfachzucker Glukose oder Traubenzucker ist sozusagen der „Kraftstoff" unseres Körpers. Er liefert uns die für das Überleben notwendige Energie. Auch Fruktose oder Fruchtzucker ist ein Einfachzucker. Die wissenschaftliche Bezeichnung für Einfachzucker ist Monosaccharid. Verbinden sich Glukose und Fruktose miteinander, erhält man einen Zweifachzucker – auch Disaccharid genannt – der als Saccharose bezeichnet wird.

Diese Saccharose ist der landläufig bekannte Zucker. Wir kennen ihn als Haushalts- oder Tafelzucker. Dies ist also das weiße, kristalline Pulver, das wir in den Kuchen rühren oder mit dem wir Kaffee und Tee süßen. Unser Haushaltszucker enthält Glukose und Fruktose zu gleichen Teilen.

Es gibt jedoch noch viel mehr Zucker. Wusstest Du, dass sämtliche Kohlehydrate Zucker sind? Stärke z.B. ist ein Vielfachzucker oder Polysaccharid und setzt sich aus einzelnen Glukosemolekülen zusammen. Sie kommt z.B. in Getreide vor, so dass am Ende Brot auch nichts anderes ist als Zucker. Auch in Kartoffeln ist viel Stärke vorhanden. Mach mal einen Test – kaue sehr lange auf einer Kartoffel herum, Du wirst feststellen, dass sie nach einiger Zeit anfängt, leicht süßlich zu schmecken.

Dies passiert, weil die Mundenzyme bereits beginnen, die Vielfachzucker langsam in ihre Einzelteile zu zerlegen. Die endgültige Spaltung der Vielfachzucker findet jedoch erst im Dünndarm statt.

Warum ist so viel Zucker in unserem Essen?

In vielen Lebensmitteln ist natürlicher Zucker enthalten. Natürliche Lieferanten von Kohlehydraten sind beispielsweise Gemüse, einschließlich Kartoffeln, Früchte und Nüsse. Jedoch sind unzählige Lebensmittel künstlich mit Zucker versetzt. Bei vielen würdest Du das niemals ahnen! Aber warum ist das eigentlich so? Das hat mehrere Gründe:

- Zucker konserviert.
- Zucker ist ein starker Geschmacksträger.
- Zucker kann günstig produziert werden.
- Man kann von Zucker abhängig werden.

Heutzutage verzehren wir viel zu viel Zucker. Und werden davon immer dicker und immer kranker. Etliche Zivilisationserkrankungen wie Herz-Kreislauf-Erkrankungen, Diabetes und Übergewicht sind auf übermäßigen Zuckerkonsum zurückzuführen. Aber auch Demenz wird mittlerweile - neben vielen anderen Ursachen - auf zu viel Zucker zurückgeführt.

In diesen Lebensmitteln ist sehr viel Zucker enthalten:

- Süßigkeiten, wie Bonbons, Schokolade, Kekse
- Süße Getränke, wie Cola, Limonade und Fruchtsäfte
- Mehlspeisen

- Fertiggerichte
- Fertigsaucen, z.B. Ketchup, Barbecue-Sauce

Viele Obst- und Gemüsesorten, wie z.B. auch Kartoffeln, enthalten Zucker.

Versteckte Zucker

Wusstest Du,

- dass der Staat viel Geld für den Zuckeranbau ausgibt?
- dass Nutella zu mehr als der Hälfte aus Zucker besteht?
- dass ein Glas Orangensaft 5 Stück Würfelzucker enthält?
- dass sich selbst in Gerichten zur Gewichtsreduzierung Zucker befindet?

Zucker findet man nicht nur in so offensichtlichen Dingen wie Süßigkeiten, Kuchen und Limonade, sondern auch in sehr vielen Produkten, in denen wir ihn niemals vermuten würden. Zucker als Zusatz in Lebensmitteln kann unter vielen Namen laufen, und viele dieser Lebensmittel haben eine ganze Menge an Zucker in sich. So verstecken sich zum Beispiel in einem fettfreien Salatdressing oftmals 2 Teelöffel Zucker, in einem Smoothie aus dem Kühlregal können es auch schon mal 10 Teelöffel sein, und auch Limonaden enthalten oftmals nicht weniger als 6 Teelöffel pro Glas. Aber auch, als eigentlich so gesund geltende Lebensmittel, wie Vollkorn-Flakes oder Energieriegel enthalten viel Zucker. Wenn Du Dir die Liste der Zutaten genauer betrachtest, liest Du oft Namen, die Dir unbekannt sein mögen, hinter denen aber der ungesunde Zucker steckt. Maltrodextrin, Sorbitol, Süßmolkenpulver oder Gerstenmalz sind nur einige Namen für das süße Pulver. Alle Zutaten, die auf „-ose“ oder „-sirup“ enden, sind für gewöhnlich nichts anderes als Zucker. Zucker ist oft auch als Fruchtsaft auf Lebensmitteln ausgeschrieben. Was gesund klingt, ist auch in diesem Fall ein echte Zuckerbombe. Auch Säfte, die mit 100% Saftgehalt beworben werden, sind häufig wahre Dickmacher und alles andere als gesund.

In nahezu allen verarbeiteten bzw. industriell gefertigten Produkten ist Zucker enthalten. Manchmal ist Zucker wörtlich bei den Inhaltsstoffen angegeben, allzu oft aber verbirgt er sich gut getarnt hinter anderen Bezeichnungen. Hier eine Auflistung von Begriffen, die man häufig in den Inhaltsstoffen lesen kann. Wenn Du auf einen davon stößt, ist das Produkt künstlich gesüßt:

- Honig
- Glukose
- Fruktose
- Maltose
- Dextrose
- Sorbit
- Xylit
- Invertzucker
- Maltodextrin
- Fruktosesirup
- Glukosesirup
- Zuckercouleur
- Kandisfarin
- Laktose
- Raffinade

Vergiss solche Aussagen wie „kein zusätzlicher Zucker hinzugefügt". Hier hilft nur, aufmerksam die Auflistung der Inhaltsstoffe durchzulesen. Wenn Du künstlichen Zucker von Deinem Teller verbannst, ernährst Du Dich bereits gesund und kohlenhydratreduziert. Verzichte also besser auf jegliche Fertigprodukte und bereite Dein Essen immer mit frischen Zutaten zu. So bist Du auf jeden Fall auf der sicheren Seite, dass Du keine versteckten Zucker zu dir nimmst.

Hättest Du geglaubt, dass auch **Vollkornbrot** Zucker enthält? Es wurde lange als gesunde Alternative zum Weißbrot gepriesen, aber es ist voll mit Zucker und Ballaststoffen. Diese findet man aber selbstverständlich ganz genauso im mittlerweile von vielen verschmähten Weißbrot. Zwei Scheiben Vollkornbrot erhöhen unseren Blutzuckerwert mehr als zwei Teelöffel Tafelzucker!

Auch die derzeit, als so gesundes Frühstück, angepriesenen **Smoothies** sind nichts anderes als Zuckerbomben. Kauf daher keinen aus dem Kühlregal, mixe Dir Deine Smoothies selbst, um sicherzugehen, dass sie zuckerfrei sind. Der Orange Mango Smoothie von Starbucks z.B. enthält unglaubliche 37 g Zucker!

Kommen wir zum **Joghurt.** Auch Du bist von dem riesigen Joghurt-Angebot im Kühlregal oft überfordert? Und sie sehen ja alle so gesund aus mit den Abbildungen der verschiedenen Obstsorten, nicht wahr? Die Wahrheit ist, Fruchtjoghurts sind wahre Zuckerbomben, die einem Schokoriegel in nichts nachstehen. Ein kleiner Becher Fruchtjoghurt bringt es auf sage und schreibe 29 Gramm Zucker! Mein Tipp: Greif zu den griechischen Joghurts auf Vollfettstufe, denen ist kein zusätzlicher Zucker hinzugefügt. Du kannst ihn mit frischen Früchten verfeinern.

Auch die immer wieder als so gesund gepriesenen **Trockenfrüchte** haben es in sich. Oft werden sie Abnehmwilligen als „gesunde" Alternative zu Schokoriegel, Gummibärchen & Co empfohlen. Aus den heißen Ländern des Nahen Ostens stammt die Idee, Früchte durch Trocknen haltbarer zu machen. Durch das Trocknen verlieren die Früchte etwa vier Fünftel ihrer Flüssigkeit. Zurück bleiben Ballaststoffe und Kohlenhydrate, die zu großem Teil aus Fruchtzucker bestehen. Besonders hoch ist der Anteil an Zucker in Rosinen, Datteln, Mangos und Ananas.

Fleisch, Geflügel und Fisch werden oft mit dicken, sirupartigen **Saucen** serviert. Restaurants und Imbisse arbeiten häufig mit Fertigsaucen oder Fertigmischungen für dieselben. Bestell im Restaurant lieber gegrilltes Fleisch oder gedünsteten Fisch. Sonst bekommst Du das Dessert direkt schon mit dem Hauptgericht serviert. Regelrechte Zuckerbomben sind die meisten **Fertigsaucen** wie Ketchup, Cocktailsauce und viele fertige Salatdressings auf Sahne- oder Joghurtbasis.

Auch im **Balsamico-Essig** würde man nicht unbedingt Zucker vermuten, richtig? Beim echten, traditionellen Balsamico-Essig musst Du das auch tatsächlich nicht. Dieser kommt aus Italien, wo er über 10 Jahre reift und erst gründlich geprüft wird, bevor er auf den Markt kommt. Der Balsamico-Essig, den wir normalerweise im Supermarkt kaufen, durchläuft diesen aufwändigen Prozess allerdings nicht. Stattdessen wird dieser aus Weißweinessig gewonnen und anschließend wird mit Hilfe von Karamell die typische Farbe hinzugefügt. Karamell! Nun weißt Du auch, wie der Zucker in den Essig kommt. Außerdem werden noch andere Zusatzstoffe, wie beispielsweise Maisstärke, beigefügt. Das macht sich beim Zuckergehalt und der Kalorienzahl deutlich bemerkbar.

Ebenso die als so gesund bezeichneten **Proteinriegel** sind echte Zuckerbomben. In den Riegeln verstecken sich viele hinzugefügte Nähr- und Ballaststoffe. Diese machen einen Proteinriegel zu einem überteuerten Schokoriegel.

Unbedingt erwähnt werden muss an dieser Stelle auch der **Alkohol**. 100 ml reiner Alkohol enthalten ca. 700 kcal! Alkoholische Getränke wie Bier, Likör oder Cocktails weisen sehr viel Zucker auf, welcher die Ausschüttung von Insulin im Blut fördert. Sinkt der Insulinspiegel dann wieder, führt dies zu Heißhunger. Mehr als ein Grund also, mit Alkohol vorsichtig umzugehen - einerseits enthält er sowieso schon sehr viele Kalorien, andererseits regt er den Appetit an, macht nach mehreren Gläsern leichtsinnig und verleitet Dich so, noch mehr Kalorien aufzunehmen.

Auf dieser Seite findest Du eine Auflistung, wie viel Zucker in welchen Lebensmitteln enthalten ist:

bit.ly/Volksdroge

4

Wie wirkt Zucker auf unseren Körper?

Dass Zucker die Zähne zerstört und dick macht, hat sich natürlich schon seit langem herumgesprochen. Dass Zucker aber auch zu einem erhöhten Blutdruck führen kann und ebenso das Risiko von Krebs, Arthrose und Demenz erhöht, wissen wahrscheinlich die Wenigsten. Wer zu viel Zucker zu sich nimmt, hat eine geringere Lebenserwartung.

Zucker kann auf verschiedene Weise Unheil in unserem Körper anrichten. Wie im vorangegangenen Kapitel erklärt, besteht unser handelsüblicher Zucker aus Glukose und Fruktose. Glukose setzt das Hormon Insulin frei, welches den Blutzuckerspiegel reguliert. Isst man viel Zucker, ist der Insulinspiegel dauerhaft hoch, und das Insulin kann seine Wirkung verlieren. Irgendwann wird man resistent gegen Insulin, das bedeutet, unser Körper reagiert nicht mehr darauf. Dies verlangsamt die Verbrennung von Fett. Diese Insulinresistenz kann zu **Diabetes** und **Herz-Kreislauf-Erkrankungen** führen. Übergewichtige, die sich sehr zuckerreich ernähren, sind einem besonders hohen Diabetes-Risiko ausgesetzt. Im schlimmsten Fall kann Diabetes zu mentalen Störungen, Gehörverlust, Schlaganfällen und anderen Problemen führen. Auch **Herzkrankheiten** werden durch einen zu hohen Zuckerkonsum begünstigt. Dies gilt insbesondere für Frauen.

Zucker zerstört die **Darmflora.** Dass Zucker nicht gut für die Zähne ist und sie auf Dauer kaputtmacht, ist hinlänglich bekannt. Nun sind die Zähne das härteste Material unseres Körpers. Wenn Zucker die Zähne durchlöchern kann, was glaubst Du, was er dann mit dem Rest des Körpers anstellen kann? Die Säure, die den Zahnschmelz ruiniert, ist dieselbe Säure, die auch unseren inneren Organen schadet. Ganz besonders gefährdet ist hier der Darm. In unserem Darm leben viele Milliarden Mikroorganismen, die die Darmflora bilden. Eine gesunde Darmflora ist das A und O für unsere Gesundheit und unser Wohlbefinden. Zu viel Zucker bringt die Darmflora aus dem Gleichgewicht. Die Folge sind Entzündungen, bis hin zum Leaky-Gut-Syndrom – durchlässige oder löchrige Darmschleimhaut.

Zucker lässt uns nicht nur älter aussehen, er beschleunigt tatsächlich den Alterungsprozess. Dermatologen fanden heraus, dass ein hoher Zuckerkonsum die Haut frühzeitig altern lässt. Diese wird ebenso anfälliger für Entzündungen und Akne, und sie wirkt uneben und schlaff. Durch Zuckerkonsum erhöht sich die Entstehung von sogenannten AGEs. Dies sind Kohlehydrat-Endprodukte (engl. Advanced Glycation Endproducts). Diese bewirken, dass Blutgefäße und Körpermoleküle verzuckern, was eine schnellere Zellalterung zur Folge hat. Dies bedeutet, wir sehen dadurch nicht nur älter aus, es ist tatsächlich so, dass die Zellen unseres Körpers schneller altern.

Ein weiteres Problem, das durch einen hohen Zuckeranteil in der Nahrung verursacht wird, ist **Konzentrationsschwäche**. Zucker löst Prozesse im Gehirn aus, die Dich schneller ermüden lassen und Dein Kurzzeitgedächtnis beeinträchtigen. Das äußert sich darin, dass es Dir schwerfällt, dich auf Deine Tätigkeit zu konzentrieren und ihr Deine volle Aufmerksamkeit zu widmen. Auch **Schlaflosigkeit** ist eine Folge von zu viel Zucker. Krankheiten wie Depressionen, Angststörungen, Demenz, Gefäßerkrankungen und weitere werden durch erhöhten Zuckerkonsum begünstigt.

Sogar unser **Verhalten** wird von Zucker beeinflusst. Studien haben gezeigt, dass Menschen mit einem hohen Zuckerkonsum eine größere Tendenz zu Aggressionen haben. Auch das umstrittene ADHS-Syndrom bei Kindern wird durch Zucker beeinflusst. Kinder leiden unter Konzentrationsmangel, wenn sie zu viel Zucker essen und werden hibbelig. Kinder sollten daher vor allem während der Schulstunden möglichst gar nichts Süßes zu sich nehmen. Bei Erwachsenen mit Angsterkrankungen oder Depressionen konnte man durch eine Reduzierung von Zucker eine Verbesserung des psychischen Zustands erreichen.

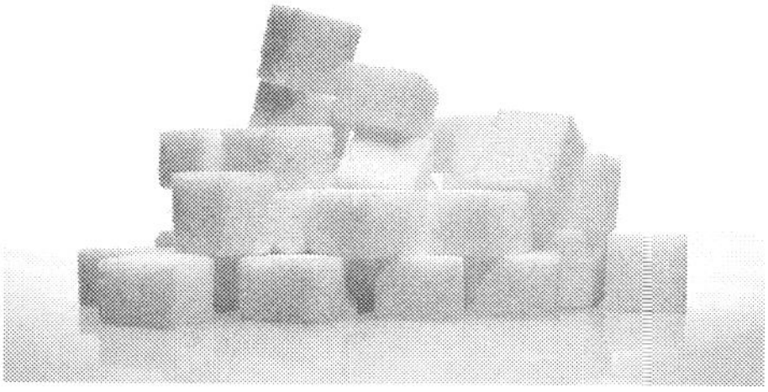

Wie Du siehst, ist Zucker ausgesprochen ungesund und sogar gefährlich für Deinen Körper und Deine Gesundheit. Wir hören immer mehr Schlechtes über die feinen Kristalle. Last but not least – raffinierter Zucker hat keinerlei Nährwert für den menschlichen Körper und liefert dabei eine große Menge Kalorien. Wir essen also mehr und mehr und nehmen ungesunde Mengen an Kalorien zu uns.

Gibt es denn Alternativen zu Zucker? Antwort: Ja, die gibt es, aber auch hier lohnt es sich, einen kritischen Blick darauf zu werfen. Generell solltest Du versuchen, Dir das Süßen von Essen so weit wie möglich abzugewöhnen. Aber was empfindest Du als süß? Wie süß jemand etwas findet, ist eine Frage des Geschmacks und der Gewohnheit. Gute Alternativen zum Zucker sind beispielsweise natürliche Steviablätter, Kokoszucker oder Xylit. Sie süßen ebenfalls, haben aber nicht die negativen Wirkungen von Zucker. Wenn Du sie in Maßen genießt, bieten sie sogar einige gesundheitliche Vorteile.

Viele Menschen greifen mittlerweile auch zu künstlichen Süßstoffen, in der Annahme dies sei die gesündere Alternative. Doch immer mehr Studien zeigen, dass dies keine gute Idee ist. Künstliche Süßstoffe findet man nicht nur als Beilage zum Kaffee, sie stecken auch in einer Vielzahl von „Light"-Produkten wie Limonaden, Joghurts und Säften. Wenn man auf diese Art des Süßens zurückgreift, spart man zwar an Kalorien, aber die Effekte sind alles andere als positiv. Durch die unnatürliche Süße des künstlichen Süßstoffes, verliert man den Geschmackssinn für natürliche Süße und wird dadurch dazu angeregt, mehr süße Lebensmittel zu essen. Zudem senden die Geschmacksknospen Signale an den Körper, die diesen auf eine hohe Kalorienzufuhr vorbereiten. Hormone wie Insulin werden aktiviert, und das ganze Verdauungssystem bereitet sich darauf vor, doch die Energiezufuhr bleibt bei künstlichen Süßstoffen aus. Das freigesetzte Insulin bleibt ungenutzt, was das Risiko einer Insulinresistenz und folglich Diabetes mit sich bringt. Auch das Bedürfnis nach etwas Süßem und das allgemeine Hungergefühl steigen dadurch merklich an.

Selbst die natürlichen Süßstoffe bringen noch keine perfekte Lösung. Am ehesten eignet sich Honig, doch auch in Honig steckt jede Menge Zucker. Agavensirup beispielsweise, welcher lange Zeit als guter Ersatz für Zucker angepriesen wurde, hat einen hohen Anteil an Fruktose und sollte somit vermieden werden. Auch das lange, als Wundermittel gepriesene Stevia, hat durch eine Vielzahl von Verarbeitungsprozessen an Natürlichkeit verloren.

Mittlerweile verzehrt der Durchschnittsbürger in Deutschland stolze 36 kg Zucker im Jahr. Stell Dir vor, das sind mehr als ein Pfund pro Woche! Davon sind jedoch weniger als ein Fünftel tatsächlich Haushaltszucker. Der Rest versteckt sich raffiniert in Säften, Saucen, Brot und in Fertigprodukten, d.h. in Lebensmitteln, bei denen wir nicht auf den ersten Blick erkennen, dass in ihnen überhaupt Zucker enthalten ist.

Hier die Auswirkungen von Zucker noch einmal auf den Punkt gebracht:

- Zuckerkonsum ist die Ursache für zahlreiche Krankheiten
- Zucker macht dick
- Zucker wirkt negativ auf Gehirn und Konzentration
- Zucker beeinflusst unsere Psyche, macht uns unruhig und sogar aggressiv.
- Zucker macht alt, weil er die Zellen schneller altern lässt.

5

Kann Zucker süchtig machen?

Dass Alkohol abhängig machen kann ebenso wie Nikotin, das weiß jeder. Das Gleiche gilt natürlich für Drogen wie Kokain oder Heroin. Aber von Zucker abhängig werden? Das können sich sicher die Wenigsten vorstellen. Und doch ist es genau so!

Ich wiederhole meine Eingangsfrage: Wie lange liegt der Tag zurück, an dem Du nichts Süßes gegessen hast? Einen Tag, eine Woche, einen Monat? Oder kannst Du Dich vielleicht gar nicht mehr erinnern? Weil der Geschmack von Zucker aus Deinem Leben nicht mehr wegzudenken ist?

Die Antwort ist einfach und eindeutig: Ja, Zucker macht süchtig. Er ist eine Droge. Und ein Zuckerjunkie verhält sich nicht anders als ein Raucher, den es nach seiner Zigarette verlangt oder wie ein Alkoholiker,

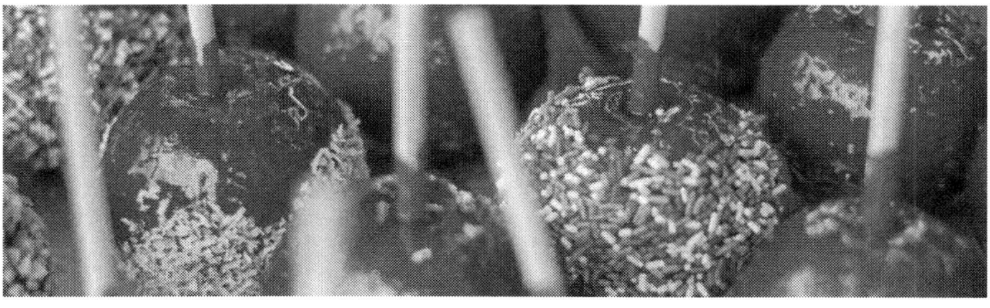

der unruhig und zitterig wird, wenn er nicht regelmäßig seine abendliche Dosis Bier oder Wein bekommt.

Viele Menschen leiden unter einer Zuckersucht, auch wenn sie es vielleicht selbst nicht einmal wissen. Zucker setzt große Mengen an Dopamin im Gehirn frei, ein Neurotransmitter, was das Lust- und Belohnungszentrum des menschlichen Hirns kontrolliert. Dopamin wird auf natürliche Weise freigesetzt, wenn wir verliebt sind oder Extremsport machen. Es gibt Fälle, in denen der plötzliche Verzicht auf Zucker ähnliche Entzugserscheinungen wie bei Drogen haben kann. Die täglich empfohlene Menge an Zucker liegt bei Männern bei 70 Gramm und bei Frauen bei 50 Gramm. Fakt ist jedoch, dass die Menschen im Durchschnitt weitaus mehr Zucker zu sich nehmen, als der Körper verarbeiten kann. Zuckersucht äußert sich häufig im Essverhalten durch starkes Essverlangen nach bestimmten Lebensmitteln, ohne ein Hungergefühl zu verspüren, Müdigkeit durch Überessen, Stressessen oder emotionales Essen, Hochstimmung beim Verzehr bestimmter Lebensmittel und den routinemäßigen Verzehr von Süßigkeiten.

Zucker ist schon lange eine Volksdroge geworden: Wir essen viel zu viel Zucker, über 30 kg jährlich! Täglich sind das etwa 100 g des süßen Gifts, und das ist mehr als doppelt so viel, wie von der WHO empfohlen.

Bist Du schon mal nachts aufgewacht und konntest erst wieder zur Ruhe kommen, nachdem Du ein Stück – oder gern auch eine Tafel – Schokolade verputzt hattest? Wahlweise auch ein Becher Eiscreme oder eine Portion Gummibärchen? Bist Du schon mal spätabends noch zum Kiosk oder an die Tankstelle gefahren, um Dich mit Schokolade, Gummibärchen und Cola zu versorgen? Ist ein Essen ohne Dessert für Dich unvorstellbar? Hast Du oft einen unheimlichen Heißhunger auf Süßes? Dann kann es gut sein, dass auch Du zu den Zuckerjunkies gehörst. Lass uns im nächsten Kapitel herausfinden, ob es so ist!

6

Bin ich zuckersüchtig?

Hast Du Dich im vorangegangenen Kapitel vielleicht wiedererkannt? Dann kann es sehr gut sein, dass auch Du zu den Zuckerjunkies gehörst. Lass es uns in einem Test herausfinden! Beantworte dazu die folgenden Fragen:

Fragen	**Ja**	**Nein**
Isst Du jeden Tag Süßes?		
Hast Du einen heimlichen Vorrat an Süßigkeiten?		
Isst Du manchmal so viel Süßes, dass Dir davon schlecht wird?		
Hast Du schon mal probiert, ohne Süßigkeiten auszukommen, es aber nicht durchgehalten?		
Ist das Dessert für Dich der wichtigste Bestandteil einer Mahlzeit?		
Hast Du oft Verlangen nach etwas Süßem in der Hoffnung, dass es Dir davon besser gehen wird?		
Fühlst Du Dich nach dem Genuss von Zucker oft schuldig, beschämt oder wütend auf Dich selbst?		
Fällt es Dir schwer, z.B. nur ein Stück Schokolade zu essen anstelle der ganzen Tafel?		
Fühlst Du dich oft müde und erschöpft?		
Isst Du Süßigkeiten gegen Stress, Einsamkeit oder als Belohnung?		
Isst Du oft Fertigprodukte und Fast Food?		
Achtest Du beim Einkauf auf den Zuckergehalt von Lebensmitteln – auch von nicht-süßen?		

So, nun die Stunde der Wahrheit. Kommen wir zur Auswertung. Wie oft hast Du mit „Ja" geantwortet?

Du hast 0 – 2 mal mit „Ja" geantwortet:

Du musst Dir keine Sorgen machen. Du hast eine sehr gesunde Beziehung zum Zucker. Du hast kein Problem, Deinen Zuckerkonsum zu steuern.

Du hast 3 – 6 mal mit „Ja" geantwortet:

Nein, Du bist nicht zuckersüchtig. Aber Du bist schon eine Naschkatze. Du solltest auf Dich und Deinen Zuckerkonsum achten, damit er nicht doch irgendwann zu einem Problem wird.

Du hast 7 mal oder öfter mit „Ja" geantwortet:

Du bist sehr wahrscheinlich abhängig von Zucker. Vielleicht denkst Du jetzt, na und? Dann bin ich eben zuckersüchtig, besser als Raucher oder Alkoholiker. Deswegen möchte ich gern erklären, wie sich Zucker auf Deinen Alltag auswirken kann. Es gibt bei jeder Abhängigkeit – also einschließlich der von Zucker – vier Phasen. Und diese würde ich Dir hier gern näher erläutern:

Phase 1 – Erste Erfahrung

Du betrittst einen Bäckerladen, süßer Kuchenduft umhüllt Dich. Stell Dir vor, Du hast noch nie etwas Süßes gegessen. Du schaust Dir die Stücke an, lässt Dir erklären, was sie sind, und schließlich kaufst Du eins und isst es. Du stellst fest, es schmeckt.

Phase 2 – Die Abhängigkeit beginnt langsam und schleichend

Du hast den Kuchen gegessen und festgestellt, er hat Dir ganz wunderbar geschmeckt! Einige Stunden später stellst Du fest, Du hättest gern mehr davon. In den Tagen und Wochen, die folgen, stattest Du der Bäckerei immer wieder einen Besuch ab und probierst immer mal ein neues Stückchen aus. Es schmeckt Dir jedes Mal aufs Neue sehr gut, und Du fühlst Dich nach dem Genuss besser, weißt aber nicht genau, warum eigentlich. Dann findest Du nach und nach heraus, wo dieser wunderbare süße Geschmack noch zu haben ist – in der Limonade, in Schokolade, in Eiscreme. Irgendwann spürst Du, dass Dein Essverhalten sich ändert. Dass Du z.B. nicht mehr sagen kannst: „Ich esse jetzt erst in 3 oder 4 Tagen wieder etwas Süßes." Du wirst unruhig, wenn Du wirklich so lange wartest.

Phase 3 – Zuckerkonsum gehört jetzt zu Deinem Alltag

Inzwischen glaubst Du, Du kannst nicht mehr existieren, wenn Du Dir in Deinen Morgenkaffee nicht mehrere Stück Zucker kippst. Oder wenn Du nicht eine „Schokoschublade" im Büro für Deine Vorräte hast. Es vergeht kein Tag, an dem Du nicht in irgendeiner Form Zucker konsumierst. Vergiss nicht - Zucker ist nicht nur in Süßigkeiten enthalten, sondern auch z.B. in Ketchup und anderen Fertigsaucen.

Phase 4 – Abhängigkeit

Du brauchst Zucker wie der Raucher die Zigarette. Ohne Süßes wirst Du gereizt, müde und schlecht gelaunt. Wahrscheinlich zeigt die Waage auch bereits deutlich mehr Kilos an.

Höchste Zeit, etwas zu unternehmen und aus der Sucht auszusteigen, findest Du nicht auch?

7

Zucker-Detox – der Ausstieg aus der Sucht

Zucker-Detox, was ist das? Detox bedeutet auf Deutsch Entgiftung. Sie hat das Ziel, den Körper von schädlichen Giften bzw. ungesunden Substanzen zu befreien und auf diese Weise (wieder) eine bessere Gesundheit und mehr Wohlbefinden zu erlangen. Diese Entgiftung findet in der Regel durch eine Umstellung der Ernährung statt. Jegliche Nahrung, die künstliche Substanzen enthält, wird vom Speiseplan gestrichen und durch gesunde Lebensmittel und viel Flüssigkeit ersetzt.

Zucker-Detox zielt also darauf ab, den Körper vom Zucker und dessen Auswirkungen zu befreien, indem man eine Weile auf Lebensmittel verzichtet, die Zucker enthalten bzw. denen Zucker zugesetzt ist. Dazu ist unbedingt zu beachten – wie in Kapitel 2 erläutert - dass viele Lebensmittel versteckte Zucker enthalten und man somit viel mehr Zucker zu sich nimmt, als man glaubt. Für eine Detox ist es wichtig, dass Du Dir auch der versteckten Zucker bewusst wirst und diese aus Deinem Speiseplan eliminierst.

Eine Zucker-Detox ist der schnellste Weg, den Zuckerteufel zu besiegen und den Körper von Giften und Schadstoffen zu reinigen. Sie wird Dir helfen, das Verlangen nach Zucker zu überwinden und Deinen Kreislauf dabei möglichst stabil halten. Auf jeden Fall würde ich Dir empfehlen, vor einer Detox Deinen Hausarzt aufzusuchen und Dein Vorhaben mit ihm zu besprechen. Der Zucker-Detox eignet sich für gesunde Menschen, nicht aber für Schwangere, Stillende oder Diabetiker bzw. generell für Personen mit einem unausgewogenen Blutzuckerspiegel.

Die Zucker-Detox empfiehlt sich, wenn Du Deine Ernährung auch dauerhaft umstellen möchtest. Sie ist keine dauerhafte Lösung, aber sie begleitet Dich gut in einen neuen und gesunden Lebensstil. Eine kohlehydratarme Ernährung erleichtert es Dir, vom Zucker loszukommen und wirkt sich positiv auf Deine Gesundheit und das allgemeine Wohlbefinden aus. Der Ernährungsplan in diesem Buch zielt darauf ab, gesunde Kohlenhydrate nach einer Weile wieder in Deine Nahrung zu integrieren. Selbstverständlich kannst Du den Plan auch Deinen Vorstellungen entsprechend modifizieren und Kohlehydrate komplett aus Deiner Ernährung nehmen.

Richte dich jedoch darauf ein, dass – besonders, wenn Du an einen hohen Zuckerkonsum gewöhnt bist – eine Detox womöglich Deine Stimmung und Dein Befinden beeinflussen wird. Möglicherweise verspürst Du gerade am Beginn einen starken Heißhunger auf Süßes. Dann heißt es, stark sein und dem Heißhunger mit viel Flüssigkeit, Eiweiß und Fett die Stirn zu bieten. Fettige Lebensmittel wie Avocado oder Olivenöl können da sehr hilfreich sein. Nach etwa 5 Tagen müsste der Heißhunger dann auch schon überstanden sein. Manche Menschen klagen während einer Detox auch über Kopfschmerzen, Stimmungsschwankungen oder verstärkte Müdigkeit. Vielleicht bleiben Dir diese Symptome ja auch erspart, aber es ist sicher gut, darüber Bescheid zu wissen, damit Du nicht gleich bei den ersten Problemchen das Handtuch wirfst.

Durch einen Zucker-Detox werden nicht nur die negativen Einflüsse des Zuckerkonsums gestoppt und das Risiko zahlreicher Krankheiten reduziert, es gibt darüber hinaus auch viele weitere Vorteile die mit dem Verzicht verbunden sind. Für viele mag dies sogar die Hauptmotivation eines Zucker-Detoxes sein, denn Du wirst mit Sicherheit an Gewicht verlieren. Dein Körper hat dann keinen Überschuss an Zucker mehr, den er in Fett verwandelt und greift somit auf das bereits vorhandende Fett zurück. Am Anfang einer Zucker-Detox fühlst Du Dich eventuell müde und schlapp. Du kennst es ja – nach einem Schokoriegel fühlst Du Dich normalerweise sofort munter und energiegeladen. Du weißt aber mittlerweile auch, dass dieses Energielevel ebenso schnell wieder sinkt, wie es kam, und danach fühlst Du Dich umso müder und ausgelaugter. Verzichtest Du nun auf Zucker, braucht der Energiespiegel eine Weile, bis er sich dann perfekt ausbalanciert und Dich über den ganzen Tag mit Energie beliefert. In den meisten Fällen ist dies auch mit einer besseren Stimmung und mehr Produktivität verbunden. Auch Hautprobleme verschwinden häufig mit dem Zucker, und das Hautbild wirkt frischer und jünger.

Wenn Du die Zucker-Detox durchhältst, wirst Du anschließend auf ihre positiven Auswirkungen schwören – versprochen! Du wirst Geschmäcker wieder intensiver wahrnehmen, insbesondere die von süßen Dingen. Es kann sogar passieren, dass Dir Schokolade und Kuchen dann zu süß sein werden! Dein Bewusstsein für Nahrung wird geschult – wer sich schon einmal damit beschäftigt hat, welche Lebensmittel Zucker enthalten, nimmt bald bewusster wahr, wie viel davon er tatsächlich täglich aufnimmt und kann seinen Konsum reduzieren. Heißhungerattacken sind dann leichter zu steuern, weil Du weißt, wie der Zucker sich auf Deinen Körper auswirkt. Viele Menschen, die eine Detox gemacht haben, gewöhnen sich daran, diese jährlich zu wiederholen. Manch einer bleibt sogar völlig „clean", weil er die positiven Nebeneffekte des zuckerfreien Lebens – das verminderte Gewicht, die vermehrte Energie, die schönere Haut und das bessere Konzentrationsvermögen – einfach nicht mehr missen möchte.

8

Ein 14-Tage-Plan zur Entwöhnung

Nun kommen wir zum 14-Tage-Plan der Zuckerentwöhnung. Ich sage es gleich zu Beginn: Einfach wird es nicht! Wenn Du bewusst darauf achtest, welche Nahrungsmittel Zucker enthalten bzw. unseren Blutzuckerspiegel beeinflussen, also ALLE Lebensmittel, die Kohlehydrate enthalten, verliert manch einer schnell Lust und Motivation, die Detox durchzuhalten: kein weißer Reis, keine Kartoffeln, keine Nudeln, kein weißes Mehl und – was für viele das Schlimmste ist – natürlich keine Süßigkeiten. Auch fast alle Obstsorten kommen nicht in Frage, weil sie viel Fruktose enthalten. Künstliche und verarbeitete Lebensmittel sind sowieso tabu. Wenn die Detox ein Erfolg werden soll, musst Du Dich gut vorbereiten. Sammle rechtzeitig Rezepte, mach Dir Einkaufslisten und gewöhn Dir evtl. an, für ein paar Tage vorzukochen.

Aber keine Angst, es gibt viele Möglichkeiten, die Kohlehydrate zu umgehen und trotzdem lecker zu essen. Sogar Pizza kannst Du essen, aber verwende zum Herstellen des Bodens Blumenkohl statt weißem Mehl, und beim Backen ersetzt Du das Weizenmehl ebenfalls, und zwar durch Nussmehl. Avocado hat sich als geeignetes Süßungsmittel erwiesen. Somit musst Du auf den süßen Geschmack nicht völlig verzichten und kannst gleichzeitig neue Rezepte erlernen und probieren. Und Du wirst sehen – ein Leben ohne das weiße Gift ist durchaus möglich und gar nicht so schwer.

Fangen wir also an. Ich empfehle Dir, die ersten 3 Tage komplett auf alle zucker- oder süßstoffhaltigen Lebensmittel zu verzichten und Dich im Laufe der 14 Tage immer mehr an die zukünftige Ernährung anzunähern, die Du im Anschluss an die Zucker-Detox in Dein Leben integrieren möchtest. Es ist wichtig, regelmäßige Mahlzeiten in eher kleineren Portionen sowie gesunde Snacks einzunehmen. In diesem Ernährungsplan ist alle 2 bis 3 Stunden eine kleine Mahlzeit vorgesehen, um den Blutzuckerspiegel konstant zu halten. Achte darauf, viel Wasser zu trinken! 2-3 Liter pro Tag helfen dem Körper, die Gifte auszuscheiden. Wenn Dir Wasser allein zu fad ist, gib etwas Zitronensaft für den besseren Geschmack hinein.

Bereite Dich gut auf die Ernährungsumstellung vor und entferne zunächst alle verbotenen Lebensmittel aus Deinem Haushalt. Es wird wahrscheinlich Momente geben, wo Du schwach werden könntest, und diese Maßnahme soll es Dir erschweren, zu etwas Süßem zu greifen. Vielleicht hilft es Dir auch, ein Ernährungsprotokoll zu führen, um Dir so Deine Fortschritte vor Augen halten zu können. Darüber hinaus ist es wichtig Deine Mahlzeiten im Voraus zu planen und dementsprechende Vorbereitungen, wie vorzeitiges Einkaufen und Kochen, zu treffen.

Außerdem möchte ich Dir empfehlen, schon 1 bis 2 Tage vor Beginn dieser Challenge Deinen Zuckerkonsum zu reduzieren und auf gesüßte Lebensmittel wie Süßigkeiten, Limonaden bzw. generell auf Zucker zu verzichten, um Dir den Übergang zu erleichtern.

Du möchtest mit der Detox auch Dein Gewicht reduzieren? So oder so, solltest Du Dein Gewicht vor der Detox notieren. Ebenso ist es eine gute Idee, Deinen Blutdruck und Deine Körpermaße zu messen. So kannst Du im Laufe des Programms besser Erfolge und Veränderungen erkennen. Gesunkenes Gewicht, bessere Blutwerte oder geschrumpfte

Maße werden Deine Motivation aufrechterhalten und Dich stolz und glücklich machen.

Bei einer Zucker-Detox geht es darum, bestimmte Lebensmittel von dem Speiseplan zu streichen und nur nährstoffreiche und gesunde Lebensmittel zu konsumieren. Besonders in den ersten 3 Tagen des Zucker-Detoxes gilt es eine Vielzahl von Lebensmitteln zu vermeiden. Manche dieser Zutaten werden aber im Laufe der zwei Wochen wieder in die Ernährung integriert. Ob zum Beispiel Kohlenhydrate wieder in den Speiseplan aufgenommen werden, hängt davon ab, wie Du Deine Ernährung zukünftig gestalten möchtest. Wenn Du Dich dauerhaft kohlehydratarm ernähren willst, bleiben diese Nahrungsmittel auch weiterhin ungeeignet. Die in diesem Buch beschriebene Detox ist ab dem 11. Tag auf eine Integration von gesunden und ballaststoffreichen Kohlenhydraten ausgerichtet. Solltest Du eine Kohlenhydrat-Reduktion auch für Deine zukünftige Ernährung planen, kannst Du die Phase zwischen dem 4. und dem 10. Tag entsprechend verlängern oder Deiner gewünschten Ernährung anpassen. Lass eventuell auch Obst als Snacks weg, wenn Dein Ernährungsplan dies so vorsieht.

Für die ersten 3 Tage der Detox solltest Du Dich in jedem Fall an folgender Liste orientieren:

Erlaubte Lebensmittel:

- Gemüse, die nur wenig Stärke enthalten wie Aubergine, Blumenkohl, Brokkoli, Fenchel, Gurken, Ingwer, Karotten, Kohl, Knoblauch, Lauch, Oliven, Paprika, Pilze, Radieschen, Salat, Sellerie, Spargel, Spinat, Tomaten, Zucchini, Zwiebeln
- Tierische Eiweiße wie Fleisch, Geflügel, Meeresfrüchte, Fisch

- Nüsse und Samen
- Zitronen und Limetten
- Fette wie Butter, Butterschmalz, Kokosnussöl, Palmöl, natives Olivenöl, Leinsamenöl, Nussöle
- Zuckerfreie Getränke wie Wasser, Kaffee (1 Tasse pro Tag), Tee

Zu vermeidende Lebensmittel:

- Brot und Backwaren
- Müsli und Getreide
- Kartoffelchips
- Nudeln
- Couscous
- Kekse, Kuchen, Süßigkeiten
- Fertiggerichte
- Mehl
- Gemüse, die Stärke enthalten wie Kartoffeln, Mais, Süßkartoffel
- Bohnen und Soja-Produkte
- Cashew- und Erdnüsse
- Fette wie Margarine oder anderer Buttersatz, Maisöl, Sonnenblumenöl, Pflanzenöl, Sojabohnenöl und andere ungesättigte Öle
- Zucker und andere Süßungsmittel
- „zuckerfreie", „Diät-" oder „künstlich gesüßte" Lebensmittel
- Alkohol
- Saft und Limonaden
- Milch und Milchprodukte
- Soja-Soße, Ketchup, Mayonnaise, Salatdressing

Tag 1-3

In den ersten Tagen solltest Du komplett auf Zucker und Süßstoffe verzichten. Dies bedeutet, dass Du nicht nur jede Form des Zuckers, sondern auch künstliche Süßstoffe, Milchprodukte, Getreide, stärkehaltige Lebensmittel und Früchte sowie Alkohol ausnahmslos aus Deiner Ernährung streichst. Diese ersten Tage mögen Dir wahrscheinlich etwas monoton vorkommen, aber bitte behalte im Kopf, dass 3 Tage schnell vergehen und dass Deine Ernährung ab dem 4. Tag weitere Lebensmittel enthalten wird. Bleib stark! Die Rezepte im letzten Kapitel dieses Buches eignen sich somit nicht alle für die ersten 3 Tage, denn hier muss auf einige der Zutaten vorerst verzichtet werden. Orientiere Dich einfach an der oben beschriebenen Liste der erlaubten Lebensmittel und iss diese in regelmäßigen Abständen.

Frühstück:

Bereite Dir ein Eiergericht Deiner Wahl zu, ob gekochte oder gebratene Eier ist Dir überlassen. Pro Person sollten nicht mehr als 2 Eier verwendet werden und Du kannst gern Gemüse mit einem geringen Stärkegehalt, wie z.B. Spinat, hinzufügen. Würzen kannst Du sowohl mit Salz und Pfeffer als auch mit frischen Kräutern, z.B. Petersilie oder Schnittlauch. Wenn Du nicht auf Deinen morgendlichen Kaffee verzichten kannst oder willst, kannst Du am Morgen eine Tasse schwarzen Kaffee trinken. Auch eine beliebige Menge an grünem Tee steht Dir frei. Dazu trink bereits jetzt viel Wasser – auf Wunsch mit einer Zitrone verfeinert.

Snack:

Als Snack eignen sich eine Hand voll Nüsse, wie Wal- oder Haselnüsse, Pistazien oder Mandeln, jedoch keine Erd- oder Cashewnüsse. Ebenso kannst Du Gurken- oder Paprika-Sticks zu Dir nehmen oder aus der oben beschriebenen Liste Dein Lieblingsgemüse wählen.

Mittagessen:

Dein Mittagessen sollte reich an Proteinen sein. Empfehlenswert sind beispielsweise die gebackenen Shrimps mit Knoblauch, das Dijon Brokkoli Hähnchen, die Wraps aus Eiern und Putenbrust oder die Hähnchen-Eierflockensuppe aus der Rezeptsammlung weiter hinten im Buch. Oder bereite Dir Dein Lieblingsgericht zu und lasse einfach die „verbotenen“ Lebensmittel weg. Du kannst Dir z.B. ein Steak braten und dazu einen frischen Salat als Beilage zubereiten. Ein leichtes Dressing kann ganz einfach aus Zitrone, Olivenöl und Gewürzen hergestellt werden. Lass Deiner Kreativität freien Lauf, solange Du ausschließlich auf die erlaubten Lebensmittel zurückgreifst.

Snack:

Nimm auch am Nachmittag nochmal einen Snack wie Nüsse oder Gemüse-Sticks zu Dir, um den Blutzuckerspiegel aufrecht zu erhalten und plötzliche Hungerattacken zu vermeiden.

Abendessen:

Auch am Abend sollte Deine Ernährung eiweißhaltig sein. Probier doch mal die Fleischbällchen im Speckmantel und dazu etwas gebackenes Gemüse oder den Balsamico-Zitronen-Knoblauch Lachs. Selbstverständlich kannst Du auch am Abend Deine eigenen Ideen einfließen lassen und musst Dich nicht strikt an Rezepte halten, solange Du die Lebensmittelliste berücksichtigst.

Tag 4-10

Ab dem 4. Tag kannst Du langsam wieder anfangen, kleine Mengen an Milchprodukten, sowie kleine Portionen Obst pro Tag in Deine Ernährung aufzunehmen. Lass aber bitte vorerst noch Getreide und stärkehaltige Gemüse sowie Alkohol weg. Hier eine Anregung für die Ernährung der nächsten Tage:

Frühstück:

Du magst es herzhaft? Vielleicht versuchst Du mal die Käse-Muffins oder das Omelett? Du magst es lieber süß? Dann sind der Smoothie oder die Bananen-Muffins eventuell genau das Richtige.

Snack:

1 Apfel, 1 Grapefruit, Nüsse oder Gemüse-Sticks.

Mittagessen:

Probiere doch einmal das Blumenkohl-Tabouleh. Sehr lecker auch die Schweinefilet- Spieße! Und natürlich Shrimps oder das Dijon-Brokkoli Hähnchen.

Snack:

Nüsse oder Gemüse-Sticks

Abendessen:

Lass Deiner Kreativität freien Lauf, wie wäre es z.B. mit einer Pizza oder gedünstetem Fisch? Auch mit einem Steak mit Blumenkohlreis kannst Du nicht viel falsch machen. Wenn Du nicht jeden Tag Zeit zum Kochen hast, lohnt es sich auch, eine doppelte Portion zu kochen und es am nächsten Tag zum Mittagessen wieder aufzuwärmen.

Tag 11-14

Die letzten Tage wird die Auswahl an Nahrungsmittel noch einmal erweitert. Die Tage 11 bis 14 dienen dazu, Dich im Idealfall auf eine dauerhafte Ernährungsumstellung vorzubereiten. Diese Art der Ernährung ist nicht allzu schwer einzuhalten und lässt Dir auch eine Menge Möglichkeiten, Dich ausgewogen zu ernähren. Ab und an mal ein Glas Wein, sowie Getreide und hin und wieder sogar einmal ein Stück dunkle Schokolade sind dann kein Problem und finden Platz in Deiner Ernährung.

Frühstück:

Ob süß oder herzhaft, Du musst auf nichts verzichten. Wie wäre es heute einmal mit Bananen-Muffins, gebackenem Haferbrei oder dem Omelett? Du kannst aus der Liste der guten Lebensmittel wählen und Dir Deine eigenen Gerichte kreieren.

Snacks:

Auch hier gilt, Hauptsache gesund. Greif zu einer Portion Deines Lieblingsobstes, Nüssen oder etwas Gemüse.

Mittagessen:

Probiere doch einmal den Orangen-Beeren Salat oder die Blumenkohlsuppe. Natürlich kannst Du auch andere Suppen und Salate mit zuckerfreiem Dressing zubereiten.

Snacks:

Du hast die Qual der Wahl zwischen Gemüse-Snacks oder Nüssen.

Abendessen:

Wie wäre es mit dem leckeren Nizza Salat mit Thunfisch oder dem Rinderfilet mit Knoblauch-Pfeffer-Kruste in Portweinjus? Es gibt jede Menge Möglichkeiten, Dir ein gesundes und nahrhaftes Abendessen zuzubereiten. Tipp: Bereite Dir stets einen ausreichenden Vorrat an Blumenkohlreis zu, den Du zu fast allem als Beilage verwenden kannst.

Du siehst also, im Laufe einer Zucker-Detox gewinnst Du eine immer größere Auswahl an Lebensmitteln und Rezept-Möglichkeiten hinzu. Die Rezepte, die Du am Ende dieses Buches findest, sollen eine Inspiration sein und Dich selbstverständlich auch anregen, Dich an eigenen Kreationen auszuprobieren. Deiner Phantasie sind hier keine Grenzen gesetzt, solange Du Dich an die Lebensmittelliste hältst. Es lohnt sich auch immer, etwas mehr zu kochen und Gerichte einzufrieren oder am nächsten Tag aufzubrauchen.

Du hast nun eine 14 Tage Challenge vor Dir, und ganz sicher wird sie ihrem Namen gerecht werden! Und nun bekommst Du noch ein paar Tipps, die Dir beim Durchhalten helfen sollen.

- Wenn Dich der Heißhunger auf Schokolade & Co. überkommt, trink viel Wasser! Ab dem 3. Tag kann es dann auch etwas Obst sein.
- Iss Deine Mahlzeiten in regelmäßigen Abständen.
- Plane Deine Mahlzeiten ein paar Tage im Voraus und kauf alle Zutaten vorher ein.
- Bringe Deine eigenen Ideen in die Zubereitung von Mahlzeiten mit ein.

- Hänge Dir einen schönen Kalender auf und streiche Dir jeden geschafften Tag an.
- Achte darauf, auch die im 14-Tage-Plan beschriebenen Snacks zu Dir zu nehmen.
- Führe ein Tagebuch über Deine Ernährung, Deine Stimmungen und Empfindungen und evtl. auch über Deinen Gewichtsverlust.
- Halte Dir immer Dein Ziel vor Augen.
- Iss achtsam – das bedeutet, konzentriere Dich voll und ganz auf das Essen und nimm es bewusst auf.
- Bewege Dich viel und treib Sport, so oft es möglich ist.
- Achte auf erholsame Pausen und ausreichend Schlaf.

Ich weiß, ich wiederhole mich, aber man kann es eigentlich nicht oft genug sagen: Unbedingt viel trinken! Zwei bis drei Liter decken in etwa den Tagesbedarf eines jeden Menschen. Vielleicht fällt Dir gerade das viele Trinken schwer. Aber vergiss nicht, Wasser hat eine Menge positiver Einflüsse auf Deinen Körper. Es kann dabei helfen, Gewicht zu verlieren und unterstützt Nieren und Leber beim Ausscheiden der Giftstoffe aus dem Körper. Dazu wird bei einem konstanten Wasserkonsum das Risiko von Blasenkrebs verringert und senkt Kopfschmerzen. Bei Wassermangel fühlen wir uns oft schlapp und unkonzentriert, viel Wasser zu trinken kann somit zu einem Energieanstieg führen und die Konzentrationsfähigkeit fördern. Dies sind nur einige der Gründe, warum Du das Trinken nicht vergessen darfst.

9

Zuckerentwöhnung und Gewichtsabnahme

Viele Menschen entscheiden sich besonders aus einem Grund für eine Zuckerentwöhnung: Sie wollen abnehmen. Lange galt der Grundsatz: Fett macht fett. Dieser ist jedoch mittlerweile überholt und widerlegt. Nicht das Fett ist der Bösewicht, sondern vor allem der Zucker.

Warum macht Zucker dick? Dies hat mehrere Gründe. Es liegt vor allem am sogenannten glykämischen Index. Der glykämische Index – auch Glyx oder GI genannt – gibt an, wie sehr der Blutzucker nach dem Verzehr eines Lebensmittels ansteigt. Und bei Zucker ist der Glyx wie bei allen Kohlehydraten sehr hoch.

Was bedeutet das? Blutzucker und Insulin schnellen in die Höhe und regen die Speicherung von Fett an. Anschließend sinken Insulin- und Blutzuckerspiegel rapide wieder ab, weshalb es dann sehr oft zu Heißhungerattacken kommt. Durch den Anstieg von Blutfetten erhöht sich nicht nur die Gefahr von Erkrankungen, sondern eben auch die einer Gewichtszunahme.

Je mehr Insulin im Blut vorhanden ist, desto schneller gelangt der Zucker in die Zellen, wo die überschüssige Energie in Fett verwandelt wird. Nach dem Sinken des Blutzuckerspiegels gibt der Körper schnell das Signal, wieder Hunger zu haben. Ein Teufelskreis. Der nichts anderes bedeutet, als dass wir durch Zucker unsere Fettzellen füllen. Außerdem die Fruktose, die in Lebensmitteln vorkommt und über die Leber abgebaut wird, wodurch es zu einer Verfettung der Leber kommen kann. Dann kann der Körper nicht mehr richtig entgiften, die Fettwerte des Blutes steigen, und wir nehmen zu.

Darum führt kein Weg daran vorbei: Wenn Du Gewicht reduzieren willst, musst Du in erster Linie auf Zucker und andere Kohlehydrate verzichten.

Isolierte Kohlehydrate – also Zucker und Weißmehlprodukte sind leere Kalorien. Sie haben nicht den geringsten Nutzen für Deinen Körper. Sie enthalten keine Vitamine, keine Minerale, keine Spurenelemente. Dafür machen sie dick und süchtig. Es gibt also keinen Grund, sie zu essen!

Mit der Detox wirst Du mit Sicherheit an Gewicht verlieren. Dein Körper hat dann keinen Überschuss an Zucker mehr, den er in Fett verwandelt und greift somit auf das bereits vorhandene Fett zurück. Vielleicht werden es weniger Kilos sein, als Du Dir erhoffst. Unterstütze daher die Detox durch ein gutes Sportprogramm, wenn ein wichtiger Grund der Entwöhnung für Dich die Gewichtsreduktion ist. Sport hat außerdem den positiven Effekt, Stress abzubauen und er bietet eine prima Ablenkung von Gedanken an Schokolade und Kuchen.

10

10 Tipps gegen Heißhungerattacken

Wie bereits erwähnt: Einfach wird es nicht. Wenn Du an Süßigkeiten gewöhnt bist, werden die ersten Tage hart. Heißhunger ist tückisch. Meist überfällt er uns völlig unerwartet - dann muss es sofort ein Stück Schokolade oder ein kleiner Snack sein. Das Verlangen nach etwas Süßem kann fast übermächtig werden – so übermächtig, dass Du an nichts anderes mehr denken kannst. Aber ich verspreche Dir: Durchhalten lohnt sich!

Und wenn der Heißhunger Dich überkommt, gibt es auch Mittel, ihn auszutricksen. Hier sind einige:

Pfefferminze

Die erste Sofortmaßnahme lautet: Pfefferminze! Der Geschmack von Pfefferminze hat einen intensiven scharfen Geschmack. Kau bei einer Heißhungerattacke einen (zuckerfreien!) Kaugummi, lutsch einen Bonbon oder putz Dir die Zähne. Du wirst sehen, der Appetit auf Süßes vergeht wie von selbst.

Kaufe bewusst ein!

Die Wahrscheinlichkeit, dass Du kurz vor Ladenschluss noch in den Supermarkt rennst, um Dir einen Schokoriegel zu holen, ist eher gering. Verbanne daher vor der Detox alle „Verführungen“ und bleib konsequent. Kaufe NICHTS Süßes. Wenn Du keine Süßigkeiten im Haus hast, haben Heißhungerattacken keine Chance. Geh nie hungrig in den Supermarkt und mach Dir vorher eine Einkaufsliste, die Du auch strikt einhältst.

Iss regelmäßig!

Lass bitte keine Mahlzeiten ausfallen. Wenn Du regelmäßig isst und Deine Nahrungsmittel bewusst auswählst, hat der Heißhunger keine Chance. Denk auch an die Snacks zwischendurch. Kleine Mengen an Nahrung lassen Heißhungerattacken auch nicht so einfach aufkommen.

Trinke ausreichend!

Viel Wasser trinken ist wichtig. Wasser füllt den Magen, hat aber keine Kalorien Dadurch wird schon viel vom Hungergefühl gelindert. Gleichzeitig hilft viel Flüssigkeit dem Körper beim Entgiften. Es wird empfohlen, 2 – 3 Liter Wasser täglich zu trinken. Alternativ geht auch ungesüßter Kräutertee.

Ein gesunder Snack

Hab immer gesunde Kleinigkeiten für Heißhungerattacken im Haus. Oft genügen schon ein paar Apfelspalten, eine Karotte oder ein paar Gurkenstückchen – der Hunger wird sofort schwächer. Wenn Du eben noch meintest, Du könntest keine Sekunde weiterleben, wenn Du nicht sofort einen Schokoriegel bekommst, sieht es nach dem Genuss von ein wenig Rohkost oder Obst meist schon ganz anders aus.

Schlaf ausreichend!

„Wer schläft, sündigt nicht," sagt ein altes Sprichwort. Heißhunger steht auch in engem Zusammenhang mit Müdigkeit. Sorge dafür, dass Du mindestens 6 – 8 Stunden pro Nacht erholsamen Schlaf bekommst.

Viel Bewegung!

Bewegung baut Stress ab, und dieser ist ein wesentlicher Grund für Heißhunger. Beweg Dich bei jeder Gelegenheit. Nimm die Treppe statt den Aufzug. Und das Fahrrad statt das Auto. Such Dir eine Sportart, die Dir Spaß macht und übe sie konsequent aus. Nicht zuletzt lenkt Bewegung ja auch ab, wenn Dich der Heißhunger doch mal überfällt.

Ablenken

Wenn Dich der Heißhunger überkommt, lenk Dich ab. Dreh eine Runde um den Block, ruf Deine Freundin an, vertief Dich in einen guten Krimi. Du wirst sehen, nach einer Weile ist vom Hunger nichts mehr zu spüren.

Entspannungsübungen

Lerne Yoga oder Meditation. Diese Techniken wirken sich auf so viele Lebensbereiche positiv aus. Ein wichtiger Auslöser für Heißhunger ist Stress. Meditationen, Yoga und andere Entspannungstechniken helfen Dir, den Stress abzubauen und den Hungerattacken von vornherein den Wind aus den Segeln zu nehmen.

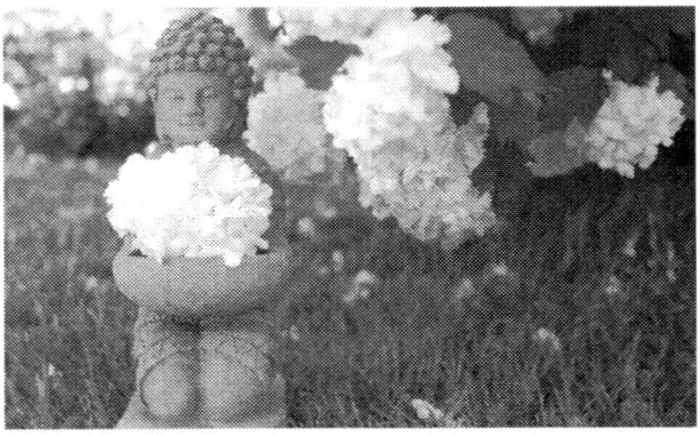

Finger weg von Light-Produkten

Nicht nur Zucker selbst, sondern auch Süßstoff lässt den Insulinspiegel rapide in die Höhe schnellen. Danach fällt er ebenso rapide wieder ab. Die Folge ist oft eine Heißhungerattacke. Light-Produkte mit Süßstoffen, Diätcola bzw. –limonade solltest Du daher unbedingt meiden.

11

Tipps für's Essengehen

Nicht alle Restaurants kochen frisch. Viele arbeiten mit Fertigsaucen, -dressings, -panaden und vielen anderen industriell vorgefertigten Zutaten. Alles Zuckerbomben. Fast immer werden auch Geschmacksverstärker benutzt. Du gehst aber gern essen oder „musst" es vielleicht sogar, weil es Dein Job verlangt in Form von Geschäftsessen oder Dienstreisen? Dann ein paar Tipps, wie Du Zuckerfallen im Restaurant umgehst.

Saucen sind, wie gesagt, in Restaurants sehr fett und reich an verstecktem Zucker. Bitte deshalb immer darum, dass die Sauce extra serviert wird. Dann kannst Du selber entscheiden, ob Du sie essen möchtest bzw. wie viel davon oder lieber doch nicht.

Dasselbe gilt für Salatdressing. Lass Dir das Dressing und möglicherweise Croutons, also gebratene Brotwürfel, separat servieren.

Eine Möglichkeit ist auch, selbstgemachte Sauce und selbstgemachtes Dressing mitzubringen.

Wir gehen zum Italiener

Zum Italiener gehen wir in erster Linie wegen Pizza und Pasta. Wenn es gar nicht ohne Nudeln geht, dann entscheide Dich z.B. für Spinat- oder Vollkornpasta. Mit einer leichten Sauce aus Tomaten, Zwiebeln, Kräutern und Knoblauch. Vermeide fettige Sahnesaucen wie „Carbonara" oder „Alfredo".

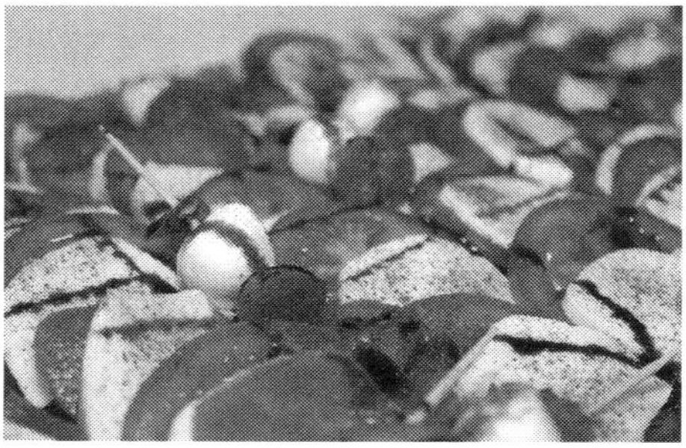

Die bessere Wahl beim Italiener ist jedoch eindeutig gegrillter Fisch oder gegrilltes Fleisch mit viel Gemüse und einem frischen Salat. Lass Dir zum Salat das Dressing separat servieren. Eine Möglichkeit ist auch, selbst zubereitetes Dressing mitzubringen.

Meist bieten Italiener aber auch sehr gute Gemüsegerichte an. Oft als Antipasti. So könntest du beispielsweise zwei Gemüse-Vorspeisen anstelle eines großen Gerichts bestellen.

Wir gehen zum Chinesen

In asiatischen Restaurants gibt es viele Gemüse- und fettarme Fleischgerichte. Eine gute Idee ist eine Gemüsesuppe als Vorspeise. Ein Problem beim Chinesen ist jedoch, dass hier sehr viel mit Geschmacksverstärkern und Glutamat gekocht wird, die dem Blutzuckerspiegel ja so gar nicht gut tun. Wenn Du Glutamat vermeiden möchtest, erwähne es der Bedienung gegenüber.

Wir gehen zum Mexikaner

In mexikanischen Restaurants solltest Du die frittierten Tortilla-Chips meiden. Wähle lieber Gerichte wie beispielsweise Mais- oder Weizentortillas mit einer Gemüsefüllung (Fajitas und Burritos). Geeignet sind Füllungen aus Bohnen, Tomaten, Avocado, Mais oder Zwiebeln. Mageres Fleisch als Füllung ist auch in Ordnung. Lass die Finger dagegen von überbackenen, frittierten oder sehr fettigen Speisen.

Wir gehen (nur ganz ausnahmsweise!) zu McDonald's oder Burger King

Ab und zu muss es einfach mal sein, oder? Aber selbst im Fast-Food-Restaurant kann man den Kalorien- und Zuckerbomben entgehen. Es gibt da z.B. wirklich sehr leckere Salate, und nach separatem Dressing muss man nicht mal fragen. Meide trotzdem das Fertigdressing und bring Dein eigenes mit. Bitte lass aber die Finger von Frittiertem aller Art, angefangen bei Pommes Frites über frittierte Zwiebelringe bis hin zu Chicken Nuggets. Diese sind nicht nur unglaublich fettig, sondern meist auch mit Geschmacksverstärkern aufgemöbelt. Wenn es ein Burger sein muss, bestell einen ohne Ketchup und Käse und lass das Brötchen weg. Und – auch in den Hochburgen von Cola und Fanta ist es möglich, Mineralwasser zu bekommen.

12

Das Leben nach der Detox – wie geht es weiter?

Du hast die Zucker-Detox erfolgreich überstanden? Herzlichen Glückwunsch! Ich bin sicher, Du hast ganz viele positive Veränderungen an Dir wahrgenommen. Wäre es nicht schön, dauerhaft auf ungesunden Zucker zu verzichten oder diesen zumindest sehr stark zu reduzieren? Dann solltest Du versuchen, einige Erkenntnisse und Gewohnheiten der Detox beizubehalten.

Das A und O bleibt natürlich die richtige Ernährung. Stelle bei allem, was Du isst, sicher, dass kein Zucker enthalten ist. Lies beim Einkaufen aufmerksam die Zutatenlisten, ob versteckte Zucker enthalten sind. Natürlich bist Du auf der sicheren Seite, wenn Du Deine Mahlzeiten selbst zubereitest und stets frische und gesunde Zutaten wählst. Wenn Du den Zucker dauerhaft aus Deinem Leben verbannen willst, heißt es, dass Du auf einige Lebensmittel wirst verzichten müssen. Das bedeutet womöglich auch bei Parties, Restaurantbesuchen und an Weihnachten und Ostern gewisse Abstriche zu machen.

Wie Du im 14-Tage-Plan gesehen hast, ist es durchaus auch möglich, gesunde Kohlehydrate in Obst und Vollkornprodukten wieder in die Ernährung zu integrieren. Wichtig ist, die Menge an Zucker so gering wie möglich zu halten. Auch ein Glas Wein oder ein Stück dunkle Schokolade passen hin und wieder in diesen Ernährungsplan und machen das Durchhalten um einiges einfacher. Die dunkle Schokolade mit hohem Kakaoanteil kann sogar positive Effekte mit sich bringen, wenn Du ein paarmal pro Woche eine kleine Menge zu Dir nimmst. Es hat sich gezeigt, dass die kakaoreiche Schokolade vor Arterienverhärtungen schützt und den Blutfluss verbessert sowie den Blutdruck senkt. Als Folge senkt sie auch das Schlaganfallrisiko und verbessert die geistige Fähigkeit. Die Schokolade enthält Phenylethylamine, was Dein Körper auch bei Verliebtheit ausschüttet und zu einem Glücksgefühl führt. Zudem enthält dunkle Schokolade viele Antioxidanten, welche vor Krebs schützen. Der glykämische Index ist sehr gering, was bedeutet, dass die dunkle Schokolode – im Gegensatz zu ihren braunen und weißen Geschwistern – den Insulinspiegel nicht in die Höhe treibt. Ziel Deiner Ernährung sollte es somit sein, die nährwertlosen Einfachzucker aus dem Alltag zu entfernen und diese durch gesunde und nährwertreiche Nahrungsmittel, die komplexe Zucker enthalten, zu ersetzen.

Um die Ernährungsumstellung dauerhaft in Dein Leben zu integrieren, solltest Du darauf achten, dass Du Dein Essen immer genießt. Bereite die Gerichte so zu, dass sie Dir wirklich schmecken. Iss achtsam und bewusst! Genieße jeden Bissen und iss langsam. Verbanne dauerhaft alle schlechten Lebensmittel aus Deinem Haushalt, so gerätst Du nicht in Versuchung. Motiviere auch Deine Familie, sich gesünder zu ernähren. Koche beispielsweise nicht „extra“ Gerichte für Deine Kinder. Auch diese sollten sich an gesunde Ernährung gewöhnen. Lass Deine Freunde und Bekannten von Deiner Nahrungsumstellung wissen, so dass sie nicht unbedingt Süßigkeiten auf den Tisch stellen, wenn Du sie besuchst. Achte insgesamt gut auf Dich, nimm Dir viel Zeit für Dich selbst.

Halte Deine Motivation aufrecht! Führe weiter Dein Ernährungstagebuch, lass andere Menschen an Deinen Erfolgen teilhaben. Vielleicht hast Du sogar Lust, einen Online-Blog zu erstellen um Deine Erfahrungen mit anderen zu teilen? Das gibt Dir zugleich die Chance, von anderen Detoxern zu lernen und zu profitieren. Setz Dir feste Ziele und gönne Dir Belohnungen, wenn Du diese erreicht hast!

13

Rezepte

Blumenkohlreis

Bei dem Zucker-Detox Programm geht es darum, Zucker und Kohlenhydrate weitestgehend zu reduzieren. Ich habe nun ein paar Rezepte zusammengestellt, anhand derer Du feststellen wirst, dass dies gar nicht so schwer ist. Ich möchte zunächst mit einem Rezept beginnen, das bei Gerichten als Reis-Ersatz dienen kann - den Blumenkohlreis. Dieser hält sich bis zu 3 Tage im Kühlschrank oder 2 Monate im Gefrierfach.

Zubereitung:

Und so geht es: Entferne das Grün vom Blumenkohl und zerteile ihn grob. Teile ihn danach in reisgroße Stücke. Das kann die Küchenmaschine erledigen, Du kannst es aber auch mit einem Messer oder einer Küchenreibe machen. Am einfachsten kocht man den Blumenkohlreis in der Mikrowelle. Dazu füllst Du den Blumenkohl in eine mikrowellenfeste Form und deckst diese mit Plastikfolie ab. Nach 3 Minuten sollte der Blumenkohl gar sein. Nach dem Kochen muss er gesalzen werden.

Eine Alternative ist, den Blumenkohl in etwas Olivenöl anzubraten oder ihn im Ofen zu grillen. Verteile dazu eine dünne Schicht des Reises auf einem Backblech, beträufele ihn mit etwas Olivenöl und lass ihn bei ca. 180 Grad für ca. 10 Minuten backen. Nach etwa 6 Minuten muss er kurz verrührt werden. Blumenkohlreis ist ein ideales Gericht für eine Zucker-Detox. Er eignet sich ideal als Beilage zu eigentlich fast allen Fisch- oder Fleischgerichten.

Nun möchte ich Dir einige leckere Rezepte für Frühstück, Mittagessen und Abendessen vorstellen. Die Rezepte sind jeweils für vier Personen berechnet.

Ideen für das Frühstück

Bananen-Muffins

Zutaten:

½ Tasse ungesüßte Erdnussbutter
3-4 Bananen
3 Eier
2 Teelöffel Vanille
1 EL ungesüßter Apfelmus
½ Teelöffel Backpulver
1 Teelöffel Apfelweinessig
Heize den Ofen auf 200 Grad vor.

Zubereitung:

1. Gib alle Zutaten in ein Mixgerät und mixe alles gut durch, bis ein klebriger Teig entsteht. Füll dann die Masse in eine gefettete Muffinform und backe sie für 8 Minuten.

Himbeer-Smoothie

Zutaten:

4 Tassen Milch (Mandel- oder Kokosmilch)
Nach Geschmack Rucola und Baby-Spinat
200 g Himbeeren (gefroren)
100 g Erdbeeren (gefroren)
1 Teelöffel Vanille-Extrakt

Zubereitung:

1. Gib zuerst die Milch in den Mixer, anschließend den Rucola und den Spinat. Füge nun die gefrorenen Beeren hinzu und anschließend die Vanille. Mixe das Ganze bis zur gewünschten Konsistenz.

Omelett im Speckmantel

Zutaten:

2 Portionen Hähnchen, zerkleinert und gekocht
12 dünne Scheiben Speck
4 große Eier
8 Eiweiß von großen Eiern
2 Portionen gehackter Spinat
½ grüne Paprika, fein geschnitten
Gewürzsalz

Zubereitung:

1. Heize den Ofen auf 175 °C vor. Brate den Speck in einer Pfanne durch. Er soll nicht zu knusprig werden, etwa 5 Minuten sollten ausreichen. Als nächstes fette ein Muffinblech ein, idealerweise mit Sprühfett zum Kochen. Leg nun eine Scheibe Speck in jede Form.
2. Schlage nun in einer Schüssel die 4 Eier und die 8 Eiweiß und füge anschließend die Paprika, das Hähnchen und den Spinat hinzu. Würze die Mischung mit dem Gewürzsalz. Fülle als nächstes die Mischung in die mit Speck ausgelegte Muffinform. Backe die Mischung für etwa 25 Minuten im Ofen, bis die Eier luftig und leicht gebräunt sind.
3. Du kannst die Zutaten nach Belieben verändern. Auch Pilze, Wurst, Avocado oder Zwiebeln eignen sich sehr gut.

Käse-Muffins

Zutaten:

2 ½ Tassen Eiweiß
3 ganze Eier
¾ Tasse fettreduzierter geriebener Käse
2 Esslöffel fettarme Milch
Salz und Pfeffer
Gemüse nach Wahl wie z.B. Brokkoli, Blumenkohl, Karotten oder Zucchini
Kräuter und Gewürze nach Belieben

Zubereitung:

1. Heize den Ofen auf 180 Grad vor und fette die Muffin-Form ein. Schneide das Gemüse und die Kräuter klein und fülle es in die Formen, bis diese zu etwa einem Drittel gefüllt sind. Du kannst selbstverständlich auch verschiedene Gemüse miteinander kombinieren. Dann füge jeder Form einen Esslöffel Käse hinzu.
2. Schlage anschließend in einer Schale die Eiweiß mit den Eiern und der Milch. Fülle jede Muffinform, die Gemüse enthält, mit der Eier-Mischung auf. Lass die Muffins für 20-30 Minuten backen, bis diese eine leicht goldbraune Farbe annehmen.
3. Dann lass die Muffins eine Weile ruhen, bevor Du sie aus der Form nimmst.

Gebackener Haferbrei

Zutaten:

4 Tassen Haferflocken
2 Teelöffel Zimt
1 Teelöffel Backpulver
1 Teelöffel Muskat
1 Tasse gehackte Nüsse
3 Tassen Mandelmilch (ungesüßt)
1 Tasse Apfelmus (ungesüßt)
2 Bananen (oder nach Belieben andere Früchte)

Zubereitung:

5. Heize den Ofen auf 180 Grad vor.
6. Vermische alle Zutaten, bis auf die Banane, in einer großen Schale, so dass eine grobe Masse entsteht. Gib den Teig nun auf ein eingefettetes Backblech. Schneide die Banane in Scheiben und drücke sie in den Teig hinein.
7. Lass die Mischung für 30-35 Minuten im Ofen backen.

Ideen für das Mittagessen

Dijon Brokkoli Hähnchen

Zutaten:

500 g Hähnchenbrust, in Streifen geschnitten
125 ml Hähnchenbrühe
6 Teelöffel Dijon Senf
1 Teelöffel Olivenöl
Brokkoliröschen von einem ganzen Brokkolikopf
2 Knoblauchzehen, gehackt
Salz und Pfeffer

Zubereitung:

1. Erhitze zunächst das Olivenöl in einer großen Bratpfanne bei mittlerer Hitze. Füge anschließend den Brokkoli und den Knoblauch hinzu. Brate diese Mischung, bis der Brokkoli außen knusprig und innen weich ist. Nun nimm die Mischung aus der Pfanne, gib sie in eine Schüssel und stelle sie zugedeckt beiseite.
2. Jetzt brate das Hähnchen in der Pfanne, bis es durchgebraten und knusprig ist. Füge nun die Hähnchenbrühe hinzu. Lass alles aufkochen und bei mittlerer Hitze eine Weile ziehen. Rühre nun den Senf ein, gib den Brokkoli hinzu und koche alles nochmal kurz durch auf.

Blumenkohlsuppe

Zutaten:

2 Stangen Sellerie, geschnitten
1 Zwiebel, gewürfelt
¾ Becher geriebene Karotten
2 Teelöffel Olivenöl
1 Kopf Blumenkohl, grob geschnitten
Ca. 1,5 l Hühnerbrühe
Schwarzer Pfeffer

Zubereitung:

1. Erwärme das Olivenöl in einer Pfanne. Brate zunächst den Sellerie, die Karotten und die Zwiebeln, solange, bis diese glasig und leicht braun werden. Nimm nun die Pfanne vom Herd und stelle sie beiseite.
2. Nun wird der Blumenkohl dampfgegart, das geht zum Beispiel in einem Sieb über kochendem Wasser. Stampfe den Blumenkohl und füge anschließend den Sellerie, die Karotten und die Zwiebeln bei. Nun kommt die Pfanne zurück auf den Herd, und alles wird noch einmal aufgekocht. Füge nun die Hühnerbrühe hinzu und würze nach Belieben mit Pfeffer. Lass alles für weitere 15 Minuten köcheln.

Blumenkohl-Tabouleh

Zutaten:

2 Köpfe Blumenkohl, geputzt und zerkleinert
1 ½ Stängel frische glatte Petersilie
½ Stängel frische Minze
3 geschnittene Tomaten
6 Teelöffel Olivenöl
2 Teelöffel Zitronensaft
2 Knoblauchzehen, gepresst
Salz und Pfeffer

Zubereitung:

1. Gib den zerkleinerten Blumenkohl in eine große Schüssel. Füge die Petersilie, die Minze und die Tomaten hinzu und vermische alles. Würze mit Pfeffer und Salz nach Geschmack. Mische dann das Olivenöl, den gepressten Knoblauch und den Zitronensaft, streu die Mischung auf den Salat und verrühre diesen anschließend.

Gebackene Shrimps mit Knoblauch

Zutaten:

400 g verzehrfertige Shrimps
3 Esslöffel geschmolzene Butter
3 Esslöffel Kokosnuss- oder Olivenöl
4 Knoblauchzehen, gehackt
Saft einer Zitrone
½ Teelöffel Salz
Frisch gemahlener schwarzer Pfeffer

Zubereitung:

1. Heize den Ofen auf 200 Grad vor. Mixe dann den Zitronensaft mit der Butter, dem Öl sowie dem Knoblauch, dem Salz und dem Pfeffer in einer Backform und füge die Shrimps hinzu. Backe die Shrimps im Ofen für 8-10 Minuten, bis sie gut durch sind. Wende sie nach der Hälfte der Backzeit.
2. Auch dieses Gericht lässt sich gut mit dem Blumenkohlreis aus dem Rezept weiter vorne kombinieren.

Miso-Pilz-Suppe

Zutaten:

½ l Gemüsebrühe
4 Tassen Wasser
6 Teelöffel Misopaste
400 g Tofu
2 Tassen Pilze (kleingeschnitten oder ganz, wenn es kleine sind)
4 Frühlingszwiebeln

Zubereitung:

1. Koche das Wasser mit der Brühe auf, füge dann den Tofu, die Misopaste und die Pilze hinzu. Koche das Ganze für ca. 10 Minuten. Gib vor dem Servieren die kleingeschnittenen Frühlingszwiebeln dazu.

Panang Chicken Curry

Zutaten:

4 Hähnchenbrüste, gewürfelt
2 TL Currypulver
1 TL Kurkuma
1 TL Koriander
1 geschnittene Zwiebel
3 Knoblauchzehen, gepresst
1 Butternusskürbis
1-2 Tassen Brokkoli-Röschen
150 g Tomatenmark
1 Dose Kokosmilch
1 Tasse Wasser
etwas frisches Basilikum
nach Geschmack roter Pfeffer

Zubereitung:

1. Verrühre Currypulver, Kurkuma, Koriander und Pfeffer und stelle das Gemisch beiseite. Brate dann das Fleisch kurz scharf an, füge dann Zwiebel, Knoblauch, Kürbis, Brokkoli, Tomatenmark, Wasser und Kokosmilch hinzu. Lass das Ganze bei niedriger Temperatur für 40 Minuten garen. Füge dann die Gewürzmischung hinzu und lass alles noch einmal 10 Minuten durchziehen.
2. Dies ist ein thailändisches Gericht und wird normalerweise mit Basmati-Reis serviert. Nimm jedoch stattdessen Blumenkohlreis als Beilage, dies schmeckt ebenfalls ganz vorzüglich!
3. Vor dem Verzehr noch mit dem Basilikum garnieren, und schon ist ein leckeres Gericht fertig!

Orangen-Beeren Salat

Zutaten:

1 Tasse Himbeeren
1 Esslöffel Zitronensaft
1 Esslöffel Olivenöl
1 Teelöffel Dijon Senf
¼ Teelöffel Salz
¼ Tasse Wasser
Frischer Spinat oder Grünkohl
1 Orange
Mandelscheiben
Schwarzer Pfeffer

Zubereitung:

1. Fülle die Himbeeren, den Zitronensaft, das Olivenöl, den Senf und das Salz mit dem Wasser in einen Mixer und verarbeite alles zu einer cremigen Masse. Wenn das Dressing flüssiger werden soll, gib einfach mehr Wasser hinzu.
2. Verteile dann den Spinat oder den Grünkohl auf einem Teller, filetiere die Orange und leg diese ebenfalls auf den Teller. Bestreue den Salat mit den Mandelscheiben und ein wenig schwarzem Pfeffer und verteile das Himbeer-Dressing darüber.

Hähnchen-Eierflockensuppe

Zutaten:

2 große Eier
¼ Teelöffel weißer Pfeffer
1 l Hühnerbrühe
1 Esslöffel gehackter Schnittlauch

Zubereitung:

1. Verquirle die Eier in einer Schüssel und stelle sie beiseite. Bring anschließend die Hühnerbrühe zum Kochen und rühre die verquirlten Eier schnell ein, so dass sich lange Fäden in der Suppe bilden. Würze die Suppe mit Schnittlauch und weißem Pfeffer. Nach Belieben kannst Du auch eine Zwiebel, eine Karotte und/oder eine Stange Sellerie zu der Suppe hinzufügen.

Wraps aus Eiern und Putenbrust

Zutaten:

8 Blätter Römersalat
8 Scheiben Putenbrust
8 große gekochte Eier

Zubereitung:

1. Wasche den Salat. Lege auf einen Teller ein Salatblatt und darauf eine Scheibe Putenbrust. Schäle die gekochten Eier und verteile sie in Scheiben auf der Putenbrust. Rolle zum Schluss das Salatblatt zu einem Wrap und serviere den leckeren Snack.

Ideen für das Abendessen

Rinderfilet mit Knoblauch-Pfeffer-Kruste in Portweinjus

Zutaten:

2 Teelöffel schwarze Pfefferkörner
½ Teelöffel Salz
3 Knoblauchzehen, gehackt
4x 125 g Rinderfilets
Öl zum Braten
¼ Becher Portwein
¼ Becher Rinderbrühe
1 Esslöffel frischer Thymian, gehackt

Zubereitung:

1. Zerdrücke die Pfefferkörner und mische den Pfeffer mit dem Salz und dem Knoblauch, streiche die Mischung gleichmäßig auf die Rinderfilets.
2. Erhitze etwas Öl in der Pfanne. Brate die Filets kurz, bei reduzierter Hitze, an. Beide Seiten sollten für „medium" etwa 4 Minuten gebraten werden. Nimm die Filets anschließend aus der Pfanne und halte sie zugedeckt im Ofen warm. Füge den Portwein und die Rinderbrühe in die Pfanne und vermische es gründlich. Gut einkochen lassen, sodass sich die Flüssigkeit reduziert.
3. Richte das Steak auf einem Teller an und beträufle es mit der Sauce und etwas Thymian.

Pizza mit Blumenkohlboden

Nicht mal auf Pizza musst Du verzichten!

Zutaten:

Blumenkohlreis
2 Eier
4 Esslöffel Frischkäse
20-30 g Parmesan
Salz
Pfeffer
Oregano

Zubereitung:

1. Bereite den Blumenkohlreis zu, wie weiter oben beschrieben. Vermische die Masse anschließend mit den verquirlten Eiern, dem Frischkäse, dem Parmesan und den Gewürzen. Streich die Masse auf ein mit Backpapier ausgelegtes Backblech und belege sie mit beliebigen Zutaten aus der Liste der erlaubten Lebensmittel. Mit Pilzen, Schinken, Brokkoli und Artischocken bekommst Du z.B. eine klasse „Quattro stagioni" hin. Lass dann alles im Ofen bei ca 180°C goldbraun backen.

Balsamico-Zitronen-Knoblauch Lachs

Zutaten:

400 g Lachsfilet
4 Teelöffel Balsamico-Essig
4 Teelöffel Olivenöl
2 Teelöffel frischer Zitronensaft
2 gehackte Knoblauchzehen
Eine Prise Salz

Zubereitung:

1. Heize den Ofen in der Grillfunktion vor.
2. Mische in einem tiefen Teller das Salz mit dem Balsamico-Essig, dem Zitronensaft, dem Knoblauch und dem Olivenöl. Wende den Fisch ein paarmal in dieser Mischung und lege ihn auf das Backblech. Gieße dann die restliche Würzmischung über den Fisch.
3. Grille den Fisch etwa 5 Minuten im Ofen und wende ihn einmal in der Hälfte der Zeit. Sobald er gar ist, serviere ihn mit ein paar Spritzern Balsamico-Essig.

Geröstetes Gemüse

Zutaten:

Nach Belieben Spargel, Brokkoli, Blumenkohl, Karotten, Zucchini...
Salz und Pfeffer
Knoblauch
Kokosnuss- oder Olivenöl
Kräuter und Gewürze nach Geschmack, wie Chili oder Rosmarin

Zubereitung:

1. Schneide das Gemüse in mundgerechte Stücke und mische diese anschließend mit dem Öl, dem Salz, dem Pfeffer und weiteren Gewürzen, verteile sie dann auf einem Backblech. Lasse sie im vorgeheizten Ofen bei ca. 200 Grad für etwa 10 Minuten backen, bis sie ihren Gar-Punkt erreicht haben.

Chili con Carne

Ein beliebtes Gericht aus der Tex-Mex-Küche, in einer Variante ohne die kohlehydratreichen roten Bohnen!

Zutaten:

500 – 600 g Rinderhackfleisch
2 Knoblauchzehen
1 gehackte Zwiebel
1 Teelöffel Oregano
1 Teelöffel Kreuzkümmel
6 Teelöffel Chilipulver
1 Dose Chili
Tabasco nach Geschmack
ca. 600 g Tomaten, frisch oder aus der Dose
½ - 1l Wasser, je nach gewünschter Schärfe und Konsistenz

Zubereitung:

1. Brate das Hackfleisch und die Zwiebel bei mittlerer Hitze an. Zerkleinere dabei das Fleisch. Kurz bevor es fertig angebraten ist, gib den Knoblauch hinzu. Würze das Ganze anschließend mit dem Oregano und dem Kreuzkümmel und verrühre alles gut. Anschließend füge die restlichen Zutaten dazu und lass alles mindestens 1 Stunde köcheln. Danach kann das Chili con Carne serviert werden.

Fleischbällchen im Speckmantel

Zutaten:

500 g Rinderhackfleisch
12 dünne Scheiben Speck
2 Teelöffel Knoblauchpulver
2 Teelöffel Chilipulver
¼ Teelöffel Gewürzsalz
1 Ei

Zubereitung:

1. Heize den Ofen auf 190 Grad vor und lege ein Backblech mit Backpapier aus.
2. Gib das Hackfleisch in eine Schale und mische es mit dem Knoblauch- und dem Chilipulver, dem Ei und dem Salz. Forme aus dieser Masse 12 mittelgroße Bällchen und umwickele jedes Bällchen mit einer Scheibe Speck.
3. Lege die Hackbällchen auf das Backblech und lass sie im Ofen für 35 Minuten backen.

Gedünsteter Fisch

Zutaten:

1 Stange Lauch oder Schalotten, gerieben oder gewürfelt
1 Lorbeerblatt
4 Scheiben Zitrone
1 Esslöffel Butter
Ein paar schwarze Pfefferkörner
Eine Prise Salz
4 Portionen Fisch
Olivenöl oder Butter zum Anrichten

Zubereitung:

1. Nimm einen großen und tiefen Topf. Er muss groß genug sein, dass alle Stücke des Fischs flach liegen können.
2. Gib 6 Tassen Wasser mit dem Lorbeerblatt sowie den Zitronenscheiben, der Butter, den Pfefferkörnern und dem Salz in den Topf. Füge auch den Lauch oder die Schalotten hinzu und bring alles zum Kochen. Reduziere die Hitze und lass das Ganze für 20-30 Minuten köcheln.
3. Reduziere die Hitze dann erneut und lege den Fisch in die Flüssigkeit. Der Fisch sollte mindestens zu 2/3 mit der Flüssigkeit bedeckt sein, füge gegebenenfalls noch mehr Wasser hinzu. Bring dann alles noch einmal zum Kochen und nimm den Topf anschließend vom Herd. Lass das Ganze für 7 bis 10 Minuten zugedeckt ziehen, bis der Fisch gar ist.
4. Nimm den Fisch vorsichtig aus dem Topf und serviere ihn mit etwas Olivenöl oder Butter beträufelt.

Nizza Salat mit Thunfisch

Zutaten:

325 g frisches Thunfischsteak
100 g grüne Bohnen, gehackt
3 hart gekochte Eier
3 Little-Gem-Salatköpfe (eine kleine Form des Römersalates)
200 g Kirschtomaten
2 Teelöffel Balsamico-Essig
Eine Handvoll frische Basilikumblätter, gehackt
Saft einer halben Zitrone
6 Teelöffel Olivenöl

Für das Dressing:

50 g schwarze Oliven
5 marinierte Anchovis-Filets
1 Teelöffel Balsamico-Essig
1 Knoblauchzehe
4 Teelöffel natives Olivenöl extra
Saft einer halben Zitrone
Salz zum Abschmecken

Zubereitung:

1. Zerstampfe die Anchovis-Filets, die Oliven und den Knoblauch in einer Schüssel, bis daraus eine Paste entsteht. Füge dann das Olivenöl, den Zitronensaft und den Balsamico-Essig hinzu. Koche die grünen Bohnen in leicht gesalzenem Wasser, bis sie gar sind (etwa 5 Minuten). Koche die Eier hart und schäle sie.
2. Erhitze 2 Teelöffel Olivenöl in einer Bratpfanne und füge die Tomaten hinzu. Brate diese für etwa 1 Minute. Beträufele nun die Tomaten mit einem Teelöffel Balsamico-Essig und schmecke das

Ganze mit Salz ab. Nimm die Tomaten vom Herd und füge Basilikum hinzu.

3. Für den Thunfisch erhitze zunächst einen Teelöffel Olivenöl in einer Pfanne. Salze den Thunfisch beidseitig. Brate ihn von beiden Seiten 4 Minuten scharf an. So ist der Thunfisch innen noch roh, wenn Du ihn mehr durchgebraten möchtest, lässt Du ihn länger braten. Nimm den Fisch aus der Pfanne und stell ihn beiseite.
4. Mische nun den restlichen Balsamico-Essig mit dem restlichen Olivenöl und der Zitrone in einer weiteren Schüssel und füge dann den Little-Gem-Salat hinzu.
5. Fülle jeweils einen Löffel des Dressings in zwei Servierschüsseln. Platziere die Tomatenmischung auf dem Dressing und füge auch die grünen Bohnen hinzu. Schneide den Thunfisch in zwei Stücke und lege ihn auf die Bohnen. Verteile den Little-Gem-Salat an der Seite, halbiere die Eier und platziere diese zwischen dem Thunfisch und dem Salat. Verteile zum Schluss das restliche Dressing auf den Schüsseln und serviere das Gericht.

14

Schlusswort

Zu Beginn der Menschheitsgeschichte war Zucker nur in saisonalen Früchten verfügbar. Der menschliche Körper war ursprünglich so angelegt, dass er im Sommer ausreichend Fruchtzucker zu sich nahm, diesen in Form von Fett speicherte, so dass er im Winter keinen Hunger oder Mangel erleiden musste. Viel Zeit ist vergangen, seit die Stammesleute in Neuguinea das Zuckerrohr von Insel zu Insel verbreiteten. Zucker wurde vom Luxusgut zum Massenartikel. Sobald das weiße Pulver für jedermann verfügbar und erschwinglich wurde, nahm das Schicksal seinen Lauf – der Mensch wurde im Laufe der Jahrhunderte zum Zuckerjunkie.

Besonders in den letzten 100 Jahren hat sich der Zuckerkonsum alarmierend erhöht. Zucker und seine „verkleideten Freunde" in Form von Süßstoffen machen sich immer mehr in unserem Essen breit, meist, ohne dass wir es bemerken. Zucker ist ein schleichendes Gift, und es ist dringend ratsam, den Konsum von Zucker deutlich einzuschränken.

Ich möchte Dir an dieser Stelle für den Erwerb und das Lesen meines Buches danken. Es hat Dir gezeigt, dass nicht das Fett der wahre Feind gesunder Ernährung ist, sondern der Zucker. Ich habe versucht, Dir die Zusammenhänge zwischen hohem Zuckerkonsum, Übergewicht und verschiedenen Krankheiten aufzuzeigen. Du weißt nun, dass Zucker nicht einfach nur ungesund ist, sondern tatsächlich ein Gift, eine Droge, nach der man süchtig werden kann.

Und – Du weißt auch, wie Du Deine Abhängigkeit besiegen und dem „weißen Gift“ dauerhaft die Stirn bieten kannst.

Nun ist es an Dir, die Ratschläge umzusetzen und nicht nur für 2 Wochen, sondern dauerhaft in Dein Leben zu integrieren. Ich wünsche Dir dabei ganz viel Erfolg!

Philipp Jung

Leseprobe

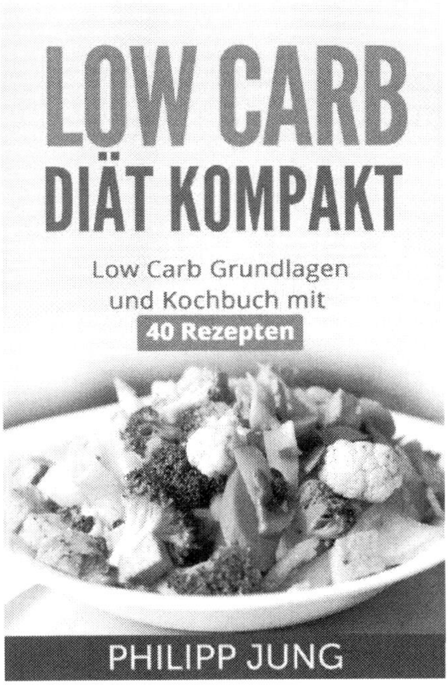
LOW CARB
DIÄT KOMPAKT
Low Carb Grundlagen
und Kochbuch mit
40 Rezepten
PHILIPP JUNG

1

Vorwort

Dieses Buch erklärt die kohlenhydratarme Ernährung und beschreibt Ihnen mehrere Geheimnisse zum Gewichtsverlust, sowie wertvolle Strategien und Tipps, wie Sie die kohlenhydratarme Ernährung erfolgreich in Ihrem Leben umsetzen können. Höchstwahrscheinlich haben Sie bereits viele verschiedene Diäten und Gewichtsabnahme-Strategien ausprobiert, die aber leider einfach nicht zur gewünschten Gewichtsabnahme geführt haben, oder Sie konnten sogar das Wunschgewicht erreichen, doch nahmen nach der Diät gleich wieder alles zu und ein paar Kilo mehr.

In diesem Buch finden Sie alle notwendigen Informationen über die kohlenhydratarme Ernährung und ihre erstaunlichen Vorteile mit ein paar einfachen Strategien und Tipps, wie Sie mühelos überflüssige Pfunde loswerden. Bei dieser Art der Ernährung wurde durch verschiedene wissenschaftliche Untersuchungen bestätigt, dass sie besonders vorteilhaft für die Gesundheit ist. Und das Beste daran: die kohlenhydratarme Ernährung erfordert wenig bis gar keine überschüssigen Übungen.

Kohlenhydrate können Sie mit einem sofortigen Energieschub versorgen. Doch ist es wahrscheinlich, dass es dann auch einem Energiesturz gibt. Anderseits können Proteine und Fett Ihr Energieniveau viel nachhaltiger halten. Deshalb basiert die kohlenhydratarme Ernährung auf weniger Kohlenhydraten und mehr Fett und Eiweiß.

Wie bei jeder anderen Diät oder lebensveränderndem Ernährungsplan müssen bestimmte Einschränkungen eingehalten werden, die ein bisschen zu viel für Ihre Willenskraft sein können. Allerdings finden Sie in diesem Buch Geheimnisse, Tipps und Strategien der kohlenhydratarmen Ernährung, um diese problemlos in ihren Lebensstil einzubauen. Seit vielen Jahren malen die Befürworter der fettarmen Diäten ein schlechtes Image für die kohlenhydratarme Ernährung. Immer noch existiert eine weit verbreitete Vorstellung, dass Fett schlecht ist. Doch bei der kohlenhydratarmen Ernährung wird die Verwendung von mehr Fett empfohlen und dieses schlechte Image konnte nun durch einige Jahre Forschung geändert werden.

Mehr als 20 Studien über kohlenhydratarme Ernährung konnten nun die Menschen von den großen Vorteilen dieser Diät überzeugen. Es geht nicht nur um die Gewichtsabnahme, sondern auch eine Reihe an gesundheitlichen Vorteilen, die ich Ihnen hier präsentieren werden.

2

Was bedeutet „kohlenhydratarme Ernährung“?

Die kohlenhydratarme Ernährung ist nicht nur ein guter Weg, um überschüssige Kilos loszuwerden, sondern bietet außerdem viele gesundheitliche Vorteile. Aber was genau ist die kohlenhydratarme Ernährung?

Die Kohlenhydrate in der Nahrung sind die wichtigste Energiequelle für unseren Körper. Sie erfüllen zahlreiche Rollen in unserem Körper, einschließlich der Energiespeicherung, der Verbesserung unseres Immunsystems und vieles mehr. Sie sind ein wichtiger Teil unserer Ernährung, doch auch der wichtigste Faktor für überschüssiges Fett und Übergewicht. Warum?

Die meisten unserer Lieblingsnahrungsmittel enthalten hohe Mengen an Kohlenhydraten. Obwohl es wichtig für unseren Körper ist Energie zu haben, gelingt es uns nur einen kleinen Teil der Energie der aufgenommenen Kohlenhydrate zu verwenden. Der Rest der Energie wird im Körper in Form von Fett aufbewahrt.

Die kohlenhydratarme Ernährung konzentriert sich auf die Senkung der Kohlenhydratzufuhr. Dies beinhaltet mehrere gesundheitliche Vorteile. Risikofaktoren, wie zum Beispiel Diabetes, Krebs, Herzerkrankungen und weitere, werden dadurch reduziert.

Darum werden Sie nicht nur schlanker, sondern können außerdem:

- verschiedene Mengen an vielen verschiedenen Lebensmitteln genießen,
- Ihre Essgewohnheiten verbessern
- und Ihr Immunsystem stärken.

Nach Angaben der Ernährungsrichtlinien benötigt der menschliche Körper 50 bis 65 Prozent der Kalorien hauptsächlich aus Kohlenhydraten. Wenn Sie also Ihre Kohlenhydratzufuhr unter diese Richtlinie reduzieren, wenden Sie das kohlenhydratarme Konzept bereits an.

Wenn Sie, zum Beispiel, jeden Tag Limonaden trinken, dann fangen Sie einfach an stattdessen Wasser zu trinken. Wenn Sie gerne belegte Brote zwischendurch essen, können Sie diese vielleicht durch Nüsse oder Samen ersetzen. Sie können ihre Kohlenhydrate ganz einfach reduzieren, indem Sie auf Kartoffeln, Reis, weißes Mehl und zuckerhaltige Sachen verzichten.

Die ketogene Diät

Dieser Ansatz funktioniert am besten zum Abnehmen. Es zwingt den Körper in einen Zustand der Ketose oder Fettanpassung. Er tritt ein, wenn Ihr Körper beginnt gespeichertes Fett als Energiequelle zu verwenden.

Wir erhalten unsere Energie aus Fett und Zucker. Wenn Sie zu viele Kohlenhydrate essen, werden nicht alle zur Energiegewinnung verbrannt. Einige werden umgewandelt und als Fett gespeichert. Wenn Sie also Ihren Kohlenhydratverbrauch senken, zwingen Sie Ihren Körper Fett zu verbrennen. Abgesehen vom Gewichtsverlust wird dieser Ansatz auch helfen Ihre Ausdauer zu verbessern.

Wie niedrig ist „kohlenhydratarm“?

Es ist unmöglich hier eine bestimmte Anzahl oder Menge anzugeben, denn sie variiert von Mensch zu Mensch. Manche können weniger als 50 Gramm benötigen, was das Minimum der Ernährungsrichtlinie ist. Jedoch könnte der Körper auch bis zu 150 Gramm brauchen. Neben dem Alter und Geschlecht, spielt auch die körperliche Aktivität eine große Rolle bei Ihrem Kohlenhydratbedarf. Um Ihnen dies besser zu erklären, finden Sie hier eine allgemeine Richtlinie.

Wenn Sie Gewicht verlieren möchten, können Sie bis auf 20 Gramm Kohlenhydrate pro Tag verringern. Da es eine wirklich geringe Menge ist, ist die Liste der Lebensmittel, die Sie dann essen dürfen, sehr begrenzt. Nicht einmal Früchte werden in der Liste aufgeführt. Sie können kohlenhydratarmes Gemüse, Fleisch und Meeresfrüchte, Eier und Geflügel essen. Hierbei sollten 12 bis 15 Gramm Ihrer täglichen Kohlenhydratzufuhr von kohlenhydratarmen Gemüse stammen. Ihr Frühstück sollte hauptsächlich Eiweiß (Protein) beinhalten.

Für eine langsame und stetige Gewichtsabnahme sollten Sie täglich zwischen 25 und 40 Gramm Kohlenhydrate zu sich nehmen. Wenn Sie Ihr Gewicht halten oder einfach nur gesünder werden möchten, dann können Sie der Ernährungsrichtlinie folgen. Denken Sie daran, dass bei der Verringerung Ihre Kohlenhydratzufuhr auf Nahrungsmittel wie Zucker, Brot, Getreide und Teigwaren verzichtet werden soll.

Dies ist nur ein allgemeiner Leitfaden. Sie sollten vorher mit Ihrem Arzt sprechen, vor allem, wenn Sie gesundheitliche Probleme haben. Ihr Arzt hilft Ihnen zu entscheiden, wie viel Kohlenhydrate Ihr Körper tolerieren kann, um in bester Form und Gesundheit zu sein.

Hier finden Sie weitere Gründe, warum Sie sich kohlenhydratarm ernähren sollten:

- Es hilft bei der Regulierung Ihres Insulin- und Blutzuckerspiegels.
- Es kann den Blutdruck senken.
- Es hilft das schädliche Bauchfett loszuwerden und ist darum wirksam bei der Behandlung des metabolischen Syndroms.
- Während der gute Cholesterinspiegel erhöht wird, kann diese Ernährungsform bei der Verbesserung Ihres LDL-Cholesterin-Musters helfen.
- Es fördert einen stetigen Strom von Glukose aus Protein, das für das Gehirn schädliche Energieschwankungen verhindert und so auch hilfreich bei der Vermeidung von Gehirnstörungen sein kann.

Dies sind wahrhaft beeindruckende Gründe! Wenn Sie von diesen Vorteile der kohlenhydratarmen Ernährung profitieren möchten, müssen Sie unbedingt weiterlesen!

3

Funktioniert die kohlenhydratarme Ernährung wirklich?

Kohlenhydrate werden in zwei Kategorien aufgeteilt, nämlich Zucker und Stärke, die der Kraftstoff jeder Ihrer Tätigkeiten ist. Wenn unsere Kohlenhydratzufuhr zu hoch ist, werden die meisten Kohlenhydrate im Körper direkt in überschüssiges Fett umgewandelt. Außerdem lösen sie die Produktion von mehr Insulin aus, das Hormon zur Fettspeicherung. Je mehr Kohlenhydrate im Körper sind, desto mehr Glukose ist im Blut und desto mehr Insulin wird produziert. Dies führt zu schweren Krankheiten, wie Herzerkrankungen und Diabetes, und verhindert den Fettabbau im Körper.

Sie sind wahrscheinlich auch mit der Verbindung von Insulin und Diabetes vertraut. Jedoch spielt Insulin auch eine Rolle bei der Fettverbrennung. Es ist für das Senden von Signalen zu den Fettzellen verantwortlich. Insulin kann also den Fettzellen sagen, dass sie mit der Fettspeicherung aufhören sollen. Wenn Sie einen hohen Insulinspiegel haben, dann ist Ihr Körper nicht in der Lage gespeichertes Fett zur Energiegewinnung zu verwenden. Ihr Insulinspiegel steigt, wenn Sie zu viele Kohlenhydrate konsumieren. Andererseits führt eine Ernährung mit wenigen Kohlenhydraten zu einem ausgewogenen Blutzuckerspiegel und dadurch auch zu einem ausgewogeneren Insulinspiegel. Wenn Ihr Insulinspiegel niedrig ist, kann Ihr Körper die gespeicherten Kalorien als Energiekraftstoff verwenden.

Sie sollten jedoch beachten, dass...

Über den Autor

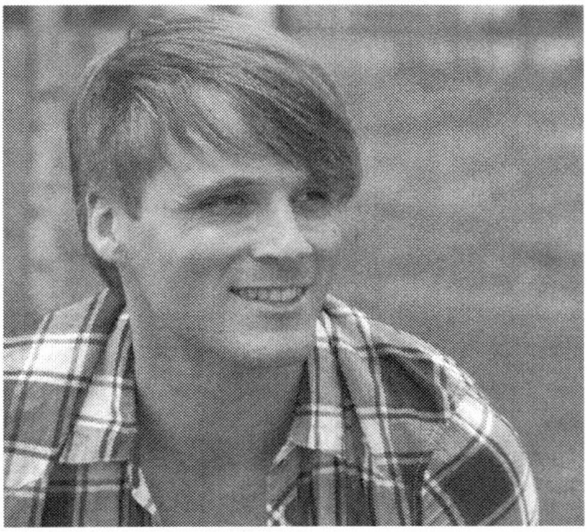

Gesund zu werden, Ihr Wunschgewicht zu erreichen und das Leben wieder zu lieben ist nur ein Buch entfernt!

Philipp Jung ist Autor und Fachjournalist und lebt seit seinem Journalismusstudium in Berlin. Nachdem er lange Zeit mit Fettleibigkeit zu kämpfen hatte, hat er sich im Selbststudium tief in diverse Ernährungswissenschaften eingelesen und seinen Pfunden überaus erfolgreich den Kampf angesagt. Heute arbeitet er als Ernährungsberater und Lifecoach und stellt in seinen Ratgebern, Selbsthilfebüchern und Artikeln seine Erfahrungen zur Verfügung. Seine Publikationen zeichnen sich durch einen hohen Informationsgehalt zu fairen Preisen aus.

Seine Bücher richten sich an Menschen, die gesund leben und sich gesund ernähren möchten, die mit Übergewicht zu kämpfen haben und auf der Suche nach wirksamen Strategien und Methoden sind, um ihr Gewicht in den Griff zu bekommen. Dabei konzentriert er sich auf Themen wie Ketogene Ernährung, Fasten, kohlenhydratarme Diäten und Workouts.

In seiner Freizeit musiziert er, läuft den einen oder anderen Marathon in europäischen Großstädten und verbindet dies mit seiner Reiseleidenschaft.

Fühlen Sie sich herzlich eingeladen, ein wenig in Philipp Jungs Publikationsliste zu stöbern. Sicherlich ist auch für Sie etwas dabei.

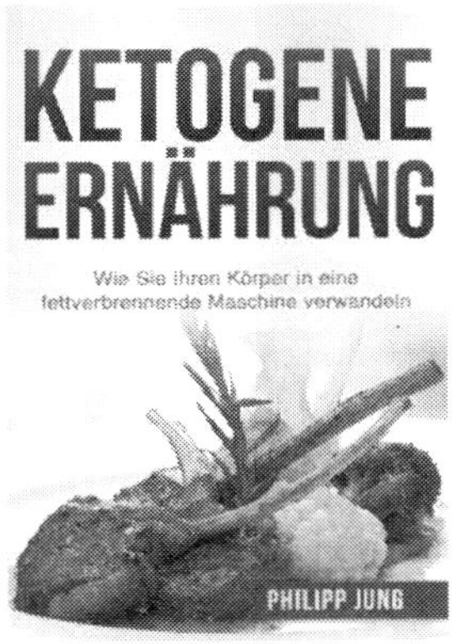

Philipp Jung:

Ketogene Ernährung

Wie Sie Ihren Körper mit der Ketogenen Diät in eine fettverbrennende Maschine verwandeln

Mit dem Kauf dieses Buches machen Sie einen Schritt in die richtige Richtung und zwar zum gesünderen Lebensstil, der zusätzlich zu Gewichtsverlust und natürlicher Fettverbrennung führen wird.

Philipp Jung:

5:2 Teilzeit-Diät

Garantiert schnell und bequem Gewicht abnehmen

Geben Sie sich nicht geschlagen im Kampf mit den lästigen Kilos. Entdecken Sie die realistische und einfach umsetzbare 5:2 Diät und gelangen Sie problemlos zu Ihrer Traumfigur.

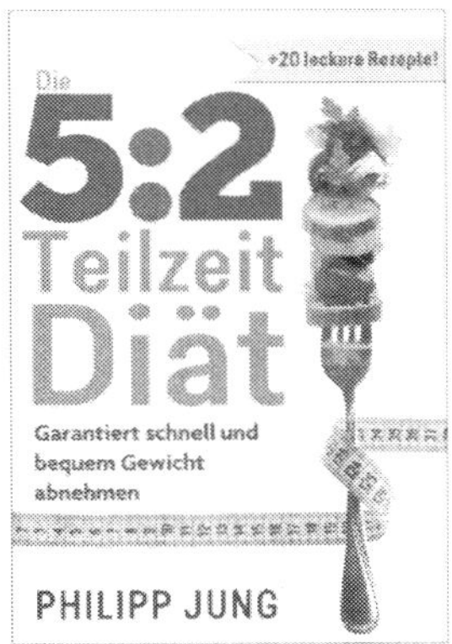

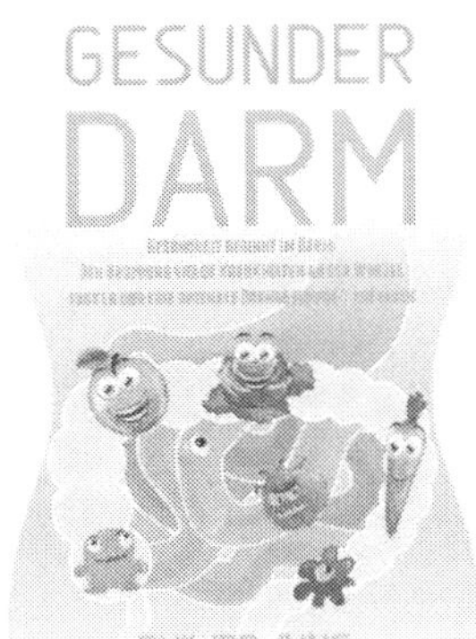

Philipp Jung:

Gesunder Darm

Den Ursprung vieler Krankheiten an der Wurzel packen

Du wirst erfahren, welche Nahrungsmittel wie im Bauch reagieren und warum und zu welchen Krankheiten eine Fehlernährung und ungesunde Darmflora im schlimmsten Fall führen können.

26119524R00060

Printed in Poland
by Amazon Fulfillment
Poland Sp. z o.o., Wrocław